Jana A. Czipin - Ashtanga Yoga

AF161594

Jana A. Czipin

# Ashtanga Yoga

Praxis, Theorie
und Philosophie

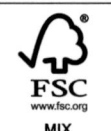

Von der Autorin ebenfalls erschienen:
**Praxisbuch Pranayama**: Atemübungen für Yogis, Apnoe-Taucher und schwangere Frauen
BoD 2. Auflage 2014, ISBN-13: 978-3848202287

Bibliografische Information der Deutschen Nationalbibliothek.
Die Deutsche Nationalbibliothek verzeichnet diese Publikation in der Deutschen Nationalbibliografie; detaillierte bibliografische Daten sind im Internet über http://dnb.d-nb.de abrufbar.

**Jana A. Czipin**
Ashtanga Yoga - Praxis, Theorie und Philosophie
2. Auflage 2018
© Jana A. Czipin
www.ashtangavalencia.info

Herstellung und Verlag:
BoD- Books on Demand, Norderstedt

ISBN 9783732263134

Mein Dank gilt besonders Luna Susanne Baillod,
Giuditta Cordero-Moss
und Carmen Tromballa

# Inhaltsverzeichnis

Vorwort ... 1
1. Kapitel ... 7
Die Entwicklung von Yoga ... 9
    Upanishaden ... 10
    Bhagavad Gita ... 12
        Bhakti Yoga ... 14
        Karma Yoga ... 16
        Dhyana Yoga ... 18
        Jnana Yoga ... 19
    Yoga Sutras ... 20
    Hatha Yoga Pradipika ... 24
    Yoga in unserer Zeit ... 25
2. Kapitel ... 31
Befreiung von Leiden ... 33
    Ziele des Yogas ... 37
        1. Leiden verhindern ... 37
        Die Kleshas ... 38
        2. Selbstkontrolle ... 41
        3. Selbsterkenntnis - Samadhi ... 48
        Die Ursache von Leiden ... 53
3. Kapitel ... 57
Ashtanga Yoga ... 59
    Kriya Yoga ... 62
    Der achtfache Pfad ... 64
        I. Yama: Zurückhaltung, Verbote ... 69
        II. Niyama: Selbstdisziplin, innere Disziplin ... 81
        III. Asanas -Körperübungen ... 92
        Bandhas ... 99
        Dristis ... 101
        Vinyasa ... 102
        Die Ashtanga Serien ... 103
        IV. Pranayama – Atemübungen ... 108

|  |  |
|---|---|
| Ujjayi-Pranayama | 112 |
| V. Pratyahara – Zurückziehen der Sinne | 117 |
| VI. Dharana – Konzentration | 119 |
| Exkurs Mantras | 121 |
| VII. Dhyana – Meditation | 126 |
| VIII. Samadhi – Erleuchtung | 133 |
| 4. Kapitel | 141 |
| Die Yogapraxis | 143 |
| Die Überwindung von Hindernissen | 148 |
| Zwei komplementäre Prinzipien | 155 |
| Das Umfeld der Praxis | 161 |
| Schlusswort | 166 |
| Literatur | 169 |

# Vorwort

YS I.1
Jetzt erfolgt die Unterweisung in Yoga.[1]

Der indische Heilige Ramakrishna beschrieb Yoga als ein Haus, in dem es verschiedene Wege zur Dachterrasse gibt, auf der Erleuchtung und Glückseligkeit zu finden sind, also verschiedene Wege zum Licht der Erkenntnis.

Mit dem gleichen Ziel vor Augen nehmen manche Menschen die breite Marmortreppe rechts, andere die engen Holzstufen links, einige verwenden eine Leiter, andere – sehr wenige – finden den Lift und können direkt zur Terrasse hinauffahren. So mancher wird am wilden Wein an der Außenmauer hochklettern, einige gehen alleine, andere in Gruppen. Es ist gleichgültig, welchen Weg (Lehrer/Schule/Philosophie) man wählt, wichtig ist nur, dass man nicht im Keller seines Lebens in Abhängigkeit und Unbewusstheit verbleibt und darüber jammert, dass man die Sonne nicht sehen kann. Jeder Suchende wird den Weg zum Dach nehmen, der ihm angemessen erscheint und der zu ihm passt.

Ashtanga Yoga ist nun einer dieser Wege, der vor allen Menschen zusagt, die sich gerne bewegen, die aktiv sind und die Herausforderungen mögen. Dieses Buch beschreibt Ashtanga Yoga für all diejenigen, die sich für die Hintergründe und die Philosophie dieser alten Yogaform interessieren.

Yoga erfreute sich in den letzten zwanzig Jahren einer großen

Beliebtheit, die ihren Ausgang in den 60er und 70er Jahren von den USA aus nahm, und mit der Gesundheits- und Fitnesswelle nach Europa herüber schwappte. Menschen aus allen Alters- und Berufsgruppen besuchen mittlerweile Yogaklassen. Aber die unzähligen Yogaschulen und Traditionen machen es manchmal schwer herauszufinden, welches Yoga das für einen geeignete ist. Hatha, Kundalini, Hormonyoga, Nuad, Bikram, Sivananda, Vinyasa oder Lachyoga sind nur einige der gängigen Bezeichnungen, die die ungeheure Vielfalt der Yogastile kennzeichnen. Jede Person ist ein Unikat und was dem einen gefällt, erscheint dem anderen langweilig oder sogar blödsinnig. Diese Vielfalt kommt daher, dass Yoga in seiner jahrtausendealten Geschichte in zahlreiche Richtungen wachsen konnte und unterschiedlichen Einflüsse unterworfen wurde.

Was die meisten Menschen von Yoga kennen, ist die Praxis der Körperpositionen, in Sanskrit als Asanas bezeichnet. Wenigen Menschen ist bewusst, dass diese Positionen in erster Linie praktiziert wurden, um den Körper, und hier vor allem das Nervensystem, optimal für die geistige Aktivität der Meditation vorzubereiten. Diese ist notwendig, um spirituelle Erkenntnis über sich und die Welt zu erlangen und um auf das Dach der Erleuchtung zu gelangen. Die meisten modernen Bücher über Yoga beschäftigen sich mit vor allem mit der Praxis dieser

Körperhaltungen, während die antiken Bücher vor allem die Philosophie des Yogas erklären und die spirituelle Entwicklung beschreiben, die sich mit der Praxis einstellt.

Alle alten Texte über Yoga wurden in Sanskrit abgefasst, das wie das Lateinische eine nicht mehr aktiv gesprochene Wissenschaftssprache ist. So blieb und bleibt viel Raum zur individuellen Auslegung. Obwohl sich die verschiedenen Yogatraditionen auf dieselben Quellen beziehen, haben sie zum Teil differenzierte Vorstellungen über die Yogapraxis entwickelt. Fallweise stellen sie sogar unterschiedliche Regeln und Vorschriften auf, weil sie zum Teil auf von einander abweichenden philosophischen und weltanschaulichen Auffassungen beruhen.

Das vorliegende Buch dient als allgemein verständliche Einführung ins Ashtanga Yoga, die die vorher erwähnte Verwirrung vieler Yogaübenden beheben soll und zum Weiterstudieren einlädt. Es verbindet die Erkenntnisse moderner Wissenschaft mit den uralten Weisheiten der Yogaphilosophie. Bei den Erklärungen und Darstellungen wurde mehr Wert auf allgemeine Verständlichkeit gelegt als auf wissenschaftliche Genauigkeit, und die hier dargestellten Erkenntnisse und Überlegungen sind ebenfalls durch die kulturellen und gesellschaftlichen Einflüsse der Autorin gefiltert.

Das erste Kapitel gibt einen Überblick über die allgemeine Entwicklung des Yogas und bringt Ashtanga Yoga in Kontext zu anderen Yogastilen und deren Terminologie und Philosophie. Das zweite Kapitel beschreibt die Ziele des Ashtanga Yogas und wie wir Leiden überwinden können. Das folgende Kapitel arbeitet heraus, wie uns diese spezielle Praxis nützlich sein kann, und beschreibt, was mit Körper und Geist passiert, wenn wir diese Form von Yoga ausüben. Das letzte Kapitel erklärt die Prinzipien, auf denen Ashtanga Yoga basiert, und was hilfreich für unsere Yoga-Praxis sein kann. Weiters beschäftigt es sich mit der Überwindung von Hindernisse, denen wir auf unserem spirituellen Weg früher oder später begegnen.

Das Buch dient als allgemein verständliche Einführung in Ashtanga Yoga und verbindet die Erkenntnisse moderner Wissenschaft mit den uralten Weisheiten der Yogaphilosophie. Es gibt einen Überblick über die Entwicklung des Yogas und bringt Ashtanga Yoga in Kontext zu anderen Yogastilen und deren Terminologie und Philosophie. Weiters werden die Ziele des Ashtanga Yogas beschrieben und wie wir mit Hilfe der Praxis Leiden überwinden können. In klarer, verständlicher Sprache arbeitete die Autorin heraus, wie uns diese spezielle Praxis nützlich sein kann, und sie erklärt, was mit Körper und Geist passiert, wenn wir diese Form von Yoga ausüben. Die LeserInnen erfahren auch, auf welchen Prinzipien Ashtanga Yoga basiert, und was für unsere Yoga-Praxis hilfreich sein kann. Weiters beschäftigt sich das mit der Überwindung von Hindernisse, denen wir früher oder später auf unserem spirituellen Weg begegnen.

# 1. Kapitel:

# Die Entwicklung von Yoga

Die wichtigste Quelle und Grundlage des Ashtanga[2] Yogas sind die Yoga Sutras des indischen Gelehrten Patanjali. Über die historische Person Patanjali ist wenig bekannt, man nimmt an, dass er irgendwann zwischen 200 v.Ch. und 300 n.Ch. gelebt hat. Das System des Ashtanga Yogas wurde nicht von ihm erfunden, viel mehr dürfte er das Wissen, das ihm zur Verfügung stand, zu einem einheitlichen System zusammengestellt, strukturiert und verfeinert haben.

Jahrhundertelang war das Wissen über Yoga nur wenigen Auserwählten zugänglich, weil es vor allem innerhalb von Familien weitergegeben wurde oder direkt vom Guru zum Schüler. Bevor Bücher wie die Bhagavad Gita, die Yoga Sutras oder die Hatha Yoga Pradipika geschrieben und verbreitet wurden, gab man das Wissen vor allem mündlich weiter und nur weniges wurde bildlich oder gar schriftlich festgehalten, auch weil nur sehr wenige Menschen lesen konnten.

Die ersten bildlichen Darstellungen von Yoga-Übungen wurden in Nordindien als Artefakte der Indus-Kultur[3] entdeckt, die sich um 2800-1800 v. Chr entlang des Indus auf dem indischen Subkontinent entwickelt hatte. Diese Kultur erstreckte sich über das heutige Pakistan und Teile von Indien und Afghanistan. Bei Ausgrabungen fand man etwa 5000 Jahre alte Siegel, die Figuren in Yoga- oder meditationsähnlichen Positionen zeigen.

Wissenschaftler nehmen an, dass diese Haltungen zur Kultivierung eines beständigen Geist eingenommen wurden. Das würde bedeuten, dass die Menschen dieser Kultur schon Meditation praktizierten, noch bevor die Texte der Veden formuliert wurden.

Die Veden[4] sind eine umfassende Sammlung von heiligen Hymnen aus der nordindischen Eisenzeit (etwa 1200 bis 300 v.Chr.), die wichtige menschliche Erfahrungen und Erkenntnisse festhalten. Sie beinhalten umfassende Kenntnisse über zahlreiche Aspekte des Lebens, vom Ackerbau bis zur richtigen Art die Veden zu singen.[5] In diesen Schriften finden wir die ersten Anmerkungen zu Yoga. In Indien wird traditionellerweise angenommen, der Weise Vyasa[6] habe die ursprünglich einheitlichen Veden in vier Abschnitte geteilt:

1) **Samhitas**: Sammlung von Mantras oder Gesängen
2) **Brahmanas**, Texte, die heilige Rituale beschreiben und **Aranyakas**, die sogenannten "Waldtexte", die gefährliche Rituale festhalten und interpretieren und deshalb außerhalb menschlicher Ansiedelungen praktiziert werden sollten.
3) **Upanishaden**: philosophische und spekulative Lehren
4) **Vedangas**: Hilfswissenschaften zum Verständnis und zur korrekten Überlieferung der Veden

Für Yoga interessieren uns vor allem die Upanishaden:

## Die Upanishaden (800 v. Chr. - 200 v. Chr.)

Die rund 150 Upanishaden[7] stellen eine Sammlung bedeutsamer philosophischer Schriften dar. Während sich die Brahmanas vor allem mit Opferritualen beschäftigen, werden in den Upanishaden Zweifel an diesen mechanisch ausgeführten Ritualen ausgedrückt. Die Themen der Texte sind unter anderem die Essenz und der Sinn des Daseins, verschiedene Arten von Meditation und Gottesverehrung, sowie die Lehre von der Wiedergeburt. Es wird das Wesen von Brahman beschrieben, der universellen Weltenseele, von der Atman – die individuelle Seele - eine Reflexion in jedem Lebewesen darstellt. Brahman – und damit auch Atman – tragen Attribute wie unvergänglich, unsterblich, unendlich, ewig, rein, unberührt von äußeren Veränderungen, ohne Anfang und Ende, unbegrenzt durch Zeit, Raum und Kausalität; sie stellen das reine Sein dar. Die durch unsere Sinne wahrnehmbare Welt wird als *maya*[8], als Schleier oder Illusion aufgefasst. Ziel der Yogapraxis ist es demnach, diese Illusion zu erkennen, sich mit Atman – dem göttlichen Selbst, das ein jeder von uns in sich trägt – zu identifizieren, und sich damit von der falschen Identifizierung mit dem physischen Körper zu befreien. Diese Identifizierung wird als Ursache für menschliches Leiden angesehen.

Die Upanishaden vertreten demnach ein monistisches System, das den Ursprung der Welt in einem einzigen, alles durchdringenden Prinzip (Brahman) sieht. Viele Yogaschulen, die sich z.B. auf die spätere Vedanta-Philosophie[9] berufen, folgen dieser Vorstellung und streben in der Yogapraxis die Erkenntnis von oder die Vereinigung mit der allumfassenden Energie an, die im religiösen Sinn als Gott oder das Göttliche beschrieben wird.

Auch das Epos der Bhagavad Gita, das einen weiteren wichtigen Text in der Yogaliteratur darstellt, vertritt diese philosophische Richtung.

### Bhagavad Gita (ca. 500 - 200 v. Chr)

Die Bhagavad Gita[10] umfasst ungefähr 700 Verse und wird als Teil des Mahabharata-Epos[11] angesehen. Der Text beschäftigt sich mit den *purusharthas*, den vier "menschlichen Lebenszielen":

1) *artha* = Zweck
2) *kama* = Genuss
3) *dharma* = richtige Handlung oder Pflicht
4) *moksha* = Befreiung

In der Bhagavad Gita wird die vedische Ansicht vertreten, dass Erleuchtung nur dann stattfinden könne, wenn die Identifikation des Geistes mit dem sterblichen Ego - dem "falschen Selbst" - aufgehoben ist, und der Mensch sich mit dem reinen, unsterblichen Selbst (= Atman) identifiziert. Dieser Idee nach ist das Lebensziel des Menschen (und damit auch das Ziel des

Yogas), den Geist von der Illusion zu befreien und ihn allein auf die Realität der universellen Energie (= Brahman) zu konzentrieren.

Diese Philosophie wird in Form einer Geschichte vermittelt, die sich um das moralische Dilemma des mächtigen Kriegers Arjuna dreht. Am Vorabend einer großen Schlacht, die zwei mächtige Familien vernichten wird, hadert Arjuna mit seinem Schicksal, soll er doch gemäß seines Berufsethos in den Kampf ziehen, obwohl er Verwandte und Freunde auch auf der gegnerischen Seite hat. Er will nicht kämpfen und geliebte Menschen töten, doch in einem langen Gespräch mit dem Gott Krishna erklärt dieser Arjuna vier Yogawege, deren Weisheiten ihm helfen, sein Dilemma zu überwinden und trotz des voraussehbaren Unglücks, Erfüllung und Erleuchtung im Leben zu finden.

Die vier Yogawege werden in 18 Kapiteln beschrieben: das Yoga der Hingabe (= Bhakti Yoga), der Handlung (= Karma Yoga), der Meditation (= Dhyana Yoga) und des Wissens (= Jnana Yoga). Manche Interpreten denken, dass in der Anordnung der Yogawege ein progressiver Charakter zu erkennen ist. Auf der Basis von Glauben und Hingabe können wir Selbstlosigkeit erlernen. Dies leitet uns zur Kontrolle des Geistes und diese wiederum führt zur Erkenntnis des "wahren Selbst". Alle vier Yogawege müssen berücksichtigt und praktiziert werden, man kann jedoch ihre Gewichtung individuell ausgelegen.

**Bhakti Yoga: Yoga der Hingabe**

Im Bhakti[12] Yoga findet der Praktizierende durch die Kraft seines Glauben Erleuchtung, dies wird oft mit der Erkenntnis des Göttlichen und der Liebe zu Gott gleichgesetzt. Bhakti Yoga hat die Identifikation des Individuums mit Gott durch Liebe zum Ziel und steht für das Vertrauen in einen göttlichen Plan und für absolute Ergebenheit an eine höhere Aufgabe. So weist Krishna Arjuna an:

> BG XVIII.65
> Sei dir meiner immer bewusst, verehre mich, mache jede deiner Handlungen zu einer Opfergabe an mich, und du wirst zu mir kommen, das verspreche ich, denn du stehst mir nah.

Arjuna kann darauf vertrauen, dass Gott ihn nicht verlassen wird, egal was geschieht. Krishna beschreibt hier die positiven Aspekte des Glaubens:

> BG XVIII.70+71
> Diejenigen, die über diese heiligen Worte meditieren, verehren mich mit Weisheit und Hingabe. Auch die, die diese Worte glaubend hören und frei von Zweifel sind, werden eine glücklichere Welt finden, in der gute Menschen wohnen.

Der Glaube an einen größeren Zusammenhang aller Dinge hilft uns zu erkennen, dass aus Unglück und Schicksalsschlägen etwas Gutes und Notwendiges erwachsen kann. Tiefer Glaube unterstützt Menschen darin, selbst in den schlimmsten Lebenslagen nicht zu verzweifeln, und er hilft, nicht zu resignieren oder verrückt zu werden.

Bhakti gilt darüber hinaus als eine Metapher für die Liebe zu allen Lebewesen und allem, was existiert. Nur die Kraft der Liebe hält die Menschen davon ab, einander umzubringen. Sie kann negative Impulse ausgleichen, welche meistens aus Instinkt oder Verzweiflung heraus geboren werden. Wenn wir Liebe und Mitgefühl in uns entwickeln, können wir in Harmonie mit uns selbst und mit unserer Umgebung leben. Das wiederum verhilft unserem Geist zu einem ausgeglichenen Zustand und reduziert negative Erfahrungen und Leiden.

Menschen mit einem stark emotionalen Temperament oder einer tiefen religiösen Überzeugung konzentrieren sich meistens auf Bhakti Yoga. Jeder wirklich religiöse Mensch – unabhängig davon, welcher Religion er angehört - folgt dem Pfad des Bhakti-Yogas. Wir können uns Jesus als einen Bhakti-Yogi vorstellen, denn er predigte die Liebe zu Gott wie auch zu den Menschen.

In Indien wird Bhakti Yoga in verschiedenen Formen praktiziert, z.B. durch Kirtan-Singen,[13] das Singen von Mantras,[14] Meditation über das Göttliche, Gebete, das Lesen und Schreiben ekstatischer Lyrik oder durch die Ausübung religiöser Rituale.

Im nicht-religiösem Sinn interpretieren wir Bhakti als absolute Hingabe an das, was wir tun. Diese Hingabe unterstützt den Geist, sich auf die vor uns liegende Arbeit zu konzentrieren und fokussiert zu bleiben. Ein nicht-religiöser Mensch kann Bhakti Yoga als den Glauben an sich selbst und sein "Gut-Sein" verstehen.

**Karma Yoga: Yoga des selbstlosen Tuns**

Diese Form von Yoga ist besonders für Menschen mit einem aktiven Temperament geeignet, da es das Ego einer starken Kontrolle unterwirft und Egoismus zügelt.

Krishna erklärt, Arjuna müsse seine Handlungen ausführen, ohne auf die Wünsche seines Egos zu achten. Es werde ihm geboten, selbstlos zu handeln und es wird ihm versprochen, er werde erfolgreich sein, wenn er seinen Pflichten nachkommt und nicht emotional von den Früchten seiner Arbeit abhängig ist. Was hier angesprochen wird, ist die Auffassung, dass die Freude an unserer Arbeit wichtiger sein sollte als z.B. das Geld, das wir mit einer Arbeit verdienen.

> BG II.47
> Du hast ein Recht auf Arbeit, aber kein Recht auf die Früchte deiner Arbeit. Du sollst nicht nur für den Gewinn arbeiten, noch sollst du dich danach sehnen, nicht arbeiten zu müssen.

Krishna beschreibt weiter, welche Gefahr es mit sich bringt, wenn man sein Leben nur auf die Befriedigung der Sinne hin ausrichtet.

> BG II.62+63
> Wer ständig nur an die Objekte der Sinnesbefriedigung denkt, der macht sich von ihnen abhängig. Abhängigkeit erzeugt Sehnsucht, die Lust nach Besitz, die sich zur Wut formt (wenn man nicht bekommt, was man möchte). Wut bewölkt das Urteilsvermögen und verhindert, dass wir aus Fehlern lernen. Verloren ist dann die Kraft zur Unterscheidung von Weisem und Nicht-Weisem. Dein Leben ist dann reine Verschwendung.

Viele Menschen verspüren heutzutage so ein Gefühl der Sinnlosigkeit. Sie gehen einer Arbeit nach, die auf Gewinnmaximierung ausgerichtet ist, aber keine innere Befriedigung mit sich bringt. Um die Leere zu füllen, streben sie nach noch mehr Geld, noch mehr Besitz und Konsumgütern und sind doch nie zufrieden. Karma Yoga weist darauf hin, dass wahre Zufriedenheit nicht in materiellen Dingen liegt, sondern nur in uns selbst zu finden ist.

Es verlangt, auf Gewinnstreben zu verzichten und unsere Handlungen nicht auf eine persönliche Bereicherung hin auszurichten. Mit der Ausübung von Karma Yoga reduziert man Stolz, Selbstsucht und Egoismus, mit der Zeit können diese Eigenschaften sogar ablegt werden.

Viele Yogatraditionen verlangen von ihren Schülern in der einen oder anderen Form freiwillige und unbezahlte Arbeit, damit sie auf diese Weise Karma Yoga verinnerlichen. In einem indischen Ashram wird Karma Yoga üblicherweise dadurch geleistet, indem man bei der Verwaltung und Instandhaltung des Ashrams hilft, sei es durch Toilettenputzen, Mitarbeit in der Küche oder die Ausübung einer unbezahlten Tätigkeit, die zum Funktionieren und zur Erhaltung der Gemeinschaft beiträgt. So gesehen ist alles Karma Yoga, das ohne persönliche Bereicherung für die Gemeinschaft geleistet wird. Das kann genauso gut ein Freiwilligendienst bei einer Rettungsorganisation sein wie unentgeltliche Mitarbeit bei sozialen Projekten.

**Dhyana Yoga: Yoga der Beherrschung, des Willens**

Das Ziel von Dhyana Yoga ist es, in der Körper-Geist Beziehung innere Harmonie und Ausgeglichenheit herzustellen. Die Beherrschung und Kontrolle des Geistes steht im Mittelpunkt aller Übungen. Durch Dhyana Yoga wird Selbstbeherrschung erlernt, die jedoch nicht eine Unterdrückung der Triebe und Instinkte zur Folge hat, sondern bestrebt ist, diese starken Kräfte zu kontrollieren. Sind die instinktiven Kräfte "gezähmt", dann können wir sie gezielt zu unserem Wohle einsetzen, und ihre destruktiven Anteile vermögen nicht mehr so viel Schaden anzurichten. Da dieser Yogaweg den Geist unter die Kontrolle des Willens bringt, ist er besonders für Personen mit stark individualistischer Prägung geeignet.

In Indien wird der Geist als "König" (Sanskrit *raja*) der psycho-physischen Struktur angesehen, deswegen wird Dhyana Yoga auch häufig als Raja Yoga bezeichnet. Der Begriff Raja Yoga ist ein Retronym, das in dem relativ "jungen" Buch der Hatha Yoga Pradipika (ca. 15. Jahrhundert) verwendet wurde, um Dhyana/Raja Yoga vom "neuen Trend" des Hatha Yogas zu unterscheiden. Ashtanga Yoga wird wegen seines Fokuss auf die Kontrolle des Geistes dem Raja Yoga zugeordnet, wobei die Erkenntnisse und Weisheiten der anderen Yogawege von Patanjali in dieses System integriert wurden.

**Jnana Yoga: Yoga der Erkenntnis**

Jnana-Yoga zieht intellektuelle und logisch denkende Menschen an, weil es den Schleier der Unwissenheit beseitigt und Wissen als das höchste Ziel ansieht. So wird das Studium heiliger und weiser Bücher und Meditation empfohlen, die uns die wahre Natur der Objekte und deren Substanz entschleiert.

Nach vedischer Ansicht ist die wahrnehmbare Welt eine Illusion (Maya) und Aufgabe des Menschen ist es, das "wahre, göttliche Selbst" (Atma) in sich zu erkennen und so zwischen wahr und falsch unterscheiden zu können. Damit dies möglich ist, brauchen wir Erkenntnis und einen geschärften Verstand. Mit einem tieferen Verständnis für die größeren Zusammenhänge und die wahre Natur der Dinge reduziert sich die Gefahr, in die Irre zu gehen und Fehler auf Grund falscher Information zu begehen.

Jnana Yoga lehrt vier Mittel, die uns das ermöglichen:

1) *Viveka* – Unterscheidung: Durch eine genaue Differenzierung entwicklen wir die Fähigkeit, zwischen dem, was real und ewig ist (in den Upanischaden als Brahman bezeichnet) und dem, was nicht-real und temporär ist (= Maya) zu unterscheiden.

2) *Vairagya* – Leidenschaftslosigkeit: Durch diese Praxis wird man in die Lage versetzt, sich von allem zu lösen, was "vorübergehend", also vergänglich ist. So kann man sich auf die Erkenntnis des Absoluten (Brahman) konzentrieren. Selbst der

Tod löst dann keine Angst mehr aus, da wir nur die materielle Hülle unseres Körpers und die individuelle Seele zurücklassen, während das wahre Selbst (= Atma) unzerstörbar ist.

3) *Shad-sampat* – Diese sechs Tugenden helfen uns bei der Erreichung des Zieles der absoluten Erkenntnis: *sama* (Ausgeglichenheit, die durch die Kontrolle des Geistes erreicht wird), *dama* (Kontrolle der Sinne), *uparati* (Verzicht auf Aktivitäten, die keine Pflichten sind), *titiksha* (Ausdauer), *shraddha* (Glaube), *samadhana* (perfekte Konzentration).

4) *Mumukshutva* – ist der fokussierte Wunsch nach *moksha*, der Befreiung von zeitlichen Verstrickungen, die uns nach indischer Auffassung an den Kreislauf von Tod und Wiedergeburt binden.[15]

## Die Yoga Sutras (ca. 200 v. Chr - 300 n. Chr)

Der indische Weise Patanjali beschrieb vor etwa 2000 Jahren in den Yoga Sutras das Konzept des Ashtanga Yogas. Es ist das erste (noch erhaltene) Buch, das sich ausschließlich mit Yoga beschäftigt. Viele grundlegende philosophische Gedanken, wie sie auch die vier Yogawege der Bhagavad Gita aufzeigen, sind in den Sutras verarbeitet, jedoch fußen sie bei Patanjali auf der Samkhya-Philosophie[16], einer explizit nicht-religiösen indischen Weltanschauung. Im Gegensatz zu den vorher genannten Texten vertritt Samkhya im Rahmen seiner Metaphysik einen Dualismus, der das Weltgeschehen auf zwei fundamentale Prinzipien zurückgeführt, nämlich *purusha*, der bewusste Geist und *prakriti*, die unbewusste "Urmaterie" oder "Natur". Diese Philosophie muss sich nicht mit der Frage befassen, wie sich die materielle Welt aus dem Absoluten (= Brahman) generiert, da mit Prakriti (ein Pendant zu Maya) ein unabhängiges Prinzip neben Purusha (dem Pendant zu Brahman) existiert. Der Begriff Purusha[17] beschreibt das Nichtmaterielle, die Lebensenergie in allem, was existiert, im Gegensatz zu Prakriti, das die materielle Welt darstellt, also alles Erkennbare, Greifbare und Wahrnehmbare. Die Samkhya-Philosophie beschreibt Purusha als die Weltseele, das universelle Selbst, und Prakriti als Materie, als die Basis der Welt. Das universelle Selbst ist inaktiv, sich aber der Materie bewusst, während Prakriti als aktiv und unbewusst[18] gilt.

Purusha und Prakriti werden oft mit dem Gleichnis von Blinden und Lahmen beschrieben. Purusha hat die Kraft und die Fähigkeit, sich zu bewegen, aber weil es blind ist, kann es den Weg nicht sehen. Prakriti kann die Welt sehen, aber es fehlt ihm die Fähigkeit, sich zu bewegen, weil es lahm ist.

Wir können Purusha als reine Energie nur durch seine Wirkungen in der Peripherie von Prakriti wahrnehmen. In einer modernen Parabel können wir Prakriti als eine Glühbirne beschreiben und Purusha ist die elektrische Energie. Wir wissen um die Existenz von Elektrizität nur dadurch, weil sie sich in wahrnehmbaren Effekten manifestiert, z.B. wenn sie eine Glühbirne zum Leuchten bringt. Von dem Phänomen schließen wir auf eine unsichtbare Kraft, die wir dann Elektrizität genannt haben. Auf dieselbe Weise schließen wir auf Purusha, die universelle Energie.

Nach der Samkhya-Philosophie basiert das Universum auf der Interaktion und Zusammenarbeit zwischen den beiden. Beide sind so eng verwoben, dass es dem menschlichen Geist schwer fällt, sie zu unterscheiden, vor allem, weil Purusha nicht direkt erfahrbar ist.

Das Ziel des Yoga ist hiernach nicht die Identifizierung oder Vereinigung mit Brahman, sondern die Erkenntnis der wahren Natur von Purusha und Prakriti. Wenn dies gelingt, kann der Mensch seine leidvolle Existenz überwinden und den Zustand von Samadhi, vergleichbar mit Moksha[19], erreichen. Religiöse Rituale und Opfer werden in der Samkhya-Philosophie abgelehnt. So ist Ashtanga Yoga eine nicht-religiöse Praxis, die sich ähnlich wie der Buddhismus auf die Verbesserung des Menschen konzentriert und nicht auf die Erkenntnis von Gott oder dem Göttlichen.

Die insgesamt 195 Sutras sind in vier Kapitel oder Bücher[20] unterteilt.

1) **Samadhi Pada** (51 Sutras) – Was ist Yoga?
   Samadhi bezieht sich auf den gesegneten Zustand, in dem das Bewusstsein des Yogis völlig in Selbst-Erkenntnis aufgegangen ist. Dieses Kapitel beschreibt die Natur des Yogas und was unter Samadhi zu verstehen ist.
2) **Sadhana Pada** (55 Sutras) – die Praxis
   Sadhana beschreibt die "Praxis" oder "Disziplin". In diesem Kapitel werden Probleme und Hindernisse

aufgezeigt und die ersten fünf Anteile des Ashtanga Yogas beschrieben.

3) **Vibhuti Pada** (56 Sutras) – die Manifestation
Vibhuti steht für "Kraft" oder "Manifestation". Hier führt Patanjali die anderen drei Anteile des Ashtanga Yogas auf und bespricht die spezielle Kräfte, die durch die Praxis des Yogas erworben werden können.

4) **Kaivalya Pada** (34 Sutras) – das Ziel
Kaivalya bedeutet wortwörtlich "Isolation" oder "Unwichtigkeit", aber in den Sutras steht es für Emanzipation und Freiheit und gleicht Moksha (= Befreiung), das die Bhagavad Gita beschreibt. Das Kaivalya Pada beschreibt die Natur der Befreiung und die Realität des transzendentalen Selbst. Dieser Teil des Buches wird von manchen Interpreten als eigenständiger Text oder als Zusammenfassung angesehen und ist phasenweise schwer verständlich.

Patanjali schrieb das Buch in Form von Sutras[21], das sind kurze, prägnante Aphorismus, die wie die Glieder einer Kette zusammenhängen. Francis Bacon bemerkte über Aphorismen:

"Aphorismen stellen Bruchstücke von Wissen dar und laden die Menschen ein, selbst weiter zu forschen."[22]

In diesem Sinne werden die Sutren als Samen angesehen, die in den Geist gesät werden und sich dort zu einer Pflanze eigenständiger Gedanken entwicklen können. Da sie in kurzer, ökonomischer Form formuliert sind, verstehen wir einiges nur mehr dadurch, weil uns Kommentare - wie der von Vyasa - zur Verfügung stehen. Viele Zusammenhänge und Begriffe sind nicht weiter definiert, da Patanjali offenbar die Kenntnisse darüber voraussetzte. Das eröffnete in der Folge ein weites Feld vielfältiger Interpretationen, die sich auch heute in der Vielfalt der Yogaschulen niederschlägt.

All diese bisher genannten Texte beinhalten wenige konkrete Beschreibungen der physischen Übungen des Yogas. Es mag andere Texte darüber gegeben haben, aber die sind uns nicht erhalten geblieben. Bei der Hatha Yoga Pradipika ist das anders.

### Hatha Yoga Pradipika (ca. 12.-15. Jahrhundert n. Chr)

Der Titel "Hatha Yoga Pradipika" wird mit "Licht auf Yoga" übersetzt. Der Text besteht aus 390 Verse und ist in vier Kapitel unterteilt: Asana (körperliche Übungen), Pranayama (Atemübungen), Mudras (Handpositionen) und Samadhi (Erleuchtung). Das Buch beschreibt vor allem die physischen Aspekte des Yogas, welche dem Körper, vor allem aber dem Nervensystem helfen, sich optimal auf die geistige Tätigkeit der Meditation vorzubereiten. Des weiteren werden auch Shatkarmas (Reinigungstechniken), Bandhas[23] (Körperverschlüsse) und die Kraft der Kundalini[24] erklärt.

Dieses vor allem technische Handbuch wurde von dem Yogi Svatmarama geschrieben und gehört zu den jüngeren Texten der klassischen Yogaliteratur. Dezidiert wird in der Hatha Yoga

Pradipika angegeben, dass es als eine Vorstufe zu Raja Yoga zu betrachten sei, und für diejenigen geeignet sei, die Raja Yoga (noch) nicht verstehen.[25]

## Yoga in unserer Zeit

Außerhalb Indiens war die Philosophie des Subkontinents wenig bekannt, bis Swami Vivekananda (1863-1902) beim "Weltparlament der Religionen" 1893 in Chicago die indische Philosophie einem internationalen Publikum vorstellte. Er war der erste Hindu-Gelehrte, der in den Westen reiste. Seine vielen Vorträge und Buchveröffentlichungen kennzeichnen den Beginn eines breiten westlichen Interesses am Hinduismus und an der indischen Weltanschauung. Vivekananda ebnete den Weg des Yogas in die westliche Welt auf philosophischer Ebene. Seine Bücher über die vier Yogawege der Bhagavad Gita sind von großer Bedeutung für jeden, der sich für die hinduistische Auslegung der Yogaphilosophie interessiert.

Der in Indien weithin bekannte Yogi Krishnamacharya Tirumalai (1888-1989) demonstrierte die außergewöhnlichen geistigen und körperlichen Möglichkeiten des Yogas einem breiten Publikum und unterrichtete eine Vielzahl von SchülerInnen. Seine Familie führt ihren Stammbaum zu dem bekannten Yogi Nathamuni zurück, der im 9. Jahrhundert nach Christus lebte. Krishnamacharya wurde schon im Alter von fünf Jahren von seinem Vater ins Yoga eingeführt und studierte als junger Mann einige Jahre mit Yogis im Himalaya. Es heißt, er habe über 3000 Asanas beherrscht und erlangte eine so hohe geistige Kontrolle, dass er fähig war, seinen Herzschlag zu stoppen und nach einigen Minuten wieder in Gang zu setzen.[26] Nachdem es Krishnamacharya gelungen war, den Maharajah von Mysore von Asthma zu heilen, wurde dieser sein Förderer und unterstützte Krishnamacharyas öffentliche Yoga-Demonstrationen, die dieser in ganz Indien gab. Auf diese Weise gelangte Yoga wieder ins öffentliche Bewusstsein, nachdem es jahrhundertelang als Geheimwissenschaft gegolten hatte. Später gründete Krishnamacharya in Mysore eine eigene Yogaschule (= Shala). Er entwickelte das Prinzip, dass es nicht ein Yoga für alle Menschen gibt, sondern dass die Praxis den Bedürfnissen und Möglichkeiten des Einzelnen angepasst werden sollten. Dies macht verständlich, warum etliche seiner SchülerInnen später Gründer sehr unterschiedlicher Yogaschulen wurden.

Sri K. Pattabhi Jois (1915-2009) studierte als junger Mann bei Krishnamacharya, der als harter Lehrer bekannt war. Jois erklärte, er sei von 1927 bis 1953[27] Krishnamacharyas Schüler gewesen, und dass er exakt dasselbe Asana-System lehre, das er von seinem Guru gelernt habe. 1948 gründete Jois das Ashtanga Yoga Forschungsinstitut in Mysore.

Der Belgier André Van Lysebeth (1919-2004) verbrachte 1964

zwei Monate mit Jois, und lernte von ihm die Praxis von Ashtanga Vinyasa Yoga. Er studierte ebenfalls mit anderen indischen Yoga Gurus und schrieb später ein Buch mit dem Titel "Yoga Self-Taught" (1967). In diesem wird auch P. Jois erwähnte und seine Adresse in Mysore aufgelistet. Der Erfolg des Buches löste während der Hippie-Zeit das Interesses vieler Menschen aus, nach Mysore zu reisen, um dort Ashtanga Yoga zu lernen. Seit den 1970er Jahren ist P. Jois' Schule ein Anziehungspunkt für ausländische, besonders US-amerikanischen Ashtanga-Yogis. Von ihnen wurde P. Jois auch dazu eingeladen, in die USA zu reisen, um zu unterrichten, und das ständig steigenden Interesse zu befriedigen. Später traten P. Jois Kinder in seine Fußstapfen und machten Ashtanga Vinyasa Yoga zu einem weltbekannten Yoga-Stil. P. Jois Sohn Manu, Jois Tochter Swarasti und deren Sohn Sharat sind heute die bekanntesten Vertreter des orthodoxen Ashtanga Vinyasa Yogastils, der im Laufe der Jahre weiterentwickelt und verändert wurde.

Auch andere Schüler von Krishnamacharya verbreiteten das Wissen und die Praxis von Yoga in die ganze Welt. Krishnamacharyas Schwager B.K.S. Iyengar (1918-2014) konnte durch die Yogapraxis seine schlechte Gesundheit verbessern und zog 1937 nach Pune, um dort Yoga in seiner eigenen Schule zu unterrichten. Seine detailreichen Bücher sind bis heute Bestseller, und er zählte berühmte Menschen wie Yehudi Menuhin und

Elisabeth, Königin von Belgien zu seinen SchülerInnen.
Obwohl sich Krishnamacharya anfänglich weigerte, Frauen oder Ausländer zu unterrichten, nahm er eine russische Frau als Schülerin auf, nachdem sich der Maharadscha von Mysore für sie eingesetzt hatte. Die später Indra Devi (1899-2002) genannte Russin meisterte jede Herausforderung, die Krishnamacharya an sie stellte, und war so erfolgreich, dass er sie schließlich bat, Yogalehrerin zu werden. Jahre später gründete sie ihre eigenen Yogaschulen in Shanghai, der Sowjetunion, Argentinien und den USA, wo sie auch Schülerinnen wie Greta Garbo und Marilyn Monroe unterrichtete. 1987 wurde sie zur Ehrenpräsidentin der International Yoga Federation gewählt. Sie starb im Alter von 103 Jahren in Buenos Aires.

Krishnamacharyas Sohn Desikachar (1938-) trat ebenfalls in die Fußstapfen seines Vaters und führt dessen Yogaschule in Chennai, das Krishnamacharya Yoga Mandiram, weiter. Diese Schule konzentriert sich auf das Heilungspotential des Yoga, das mit dem alten Wissen der ayurvedischen Medizin einhergehen. Obwohl er sich von dem Begriff distanziert hat, wird dieser Stil häufig Viniyoga genannt.

Es gibt unzählige andere Gurus und Sekten, deren Yogalehren durch den Tourismus in alle Ecken der Erde verbreitet wurden. Das breite Spektrum zeigt sich auch in ihren Ausrichtungen. Yogaformen wie Hatha oder Jivamukti haben eine mehr oder weniger lose Verbindung zum Hinduismus. Indische Quellen wie die Veden oder die Bhagavad Gita werden selektiv verwendet, aber nicht zur religiösen Identifikation genutzt.

In religiös motivierten, vor allem neo-hinduistischen Yogaschulen wie z.B. Sivananda Yoga spielen Hinduismus und Gottheiten eine einflussreiche Rolle, und hinduistische Rituale werden praktiziert. Nachfolger von Ashtanga Yoga wie Power Yoga, Vinyasa Yoga, Dynamisches Yoga oder Pilates nutzen hauptsächlich die positiven Effekte der körperliche Praxis und konzentrieren sich weniger auf das geistige und spirituelle Vermögen des Yogas.

# 2. Kapitel:

# Befreiung von Leiden

Eine indische Legende erzählt Folgendes über Patanjalis mythische Herkunft.

Die Menschen wollten dem Leiden in ihrem Leben ein Ende bereiten, und so erhoben sie ihre Hände im Anjeli Mudra (bei dem die Hände zu einer Schüssel geformt werden) zum Himmel und baten Gott Vishnu um Hilfe. Vishnu ruhte auf einem Bett, das Adishesha (= die erste Schlange) mit seinem Körper geformt hatte. Als Vishnu das Flehen der Menschen hörte, befahl er Adisesha in menschlicher Gestalt wiedergeboren zu werden, damit er den Menschen Weisheit und einen Weg zur Überwindung von schmerzhaften Erfahrungen lehren konnte.

Adisesha fiel daraufhin in menschlichen Gestalt vom Himmel in die bittenden Hände einer der Frauen, die Patanjalis irdische Mutter wurde. Auf der Erde als Mensch lebend führte er Vishnus Auftrag aus, lehrte die Menschen Yoga und verfasste die Yoga Sutras, damit das Wissen nicht verloren ging.

Der Name Patanjali wird zusammengesetzt aus *pata*, was fallen bedeutet, und *jali*, das Bezug auf das bittende Anjeli Mudra nimmt. Da Patanjali als Inkarnation des Adisesha gesehen wird, ist ikonografisch der untere Teil seines Körpers als Schlangenkörper dargestellt und über seinen Kopf wölbt sich eine Haube aus zahlreichen Schlangenköpfen.

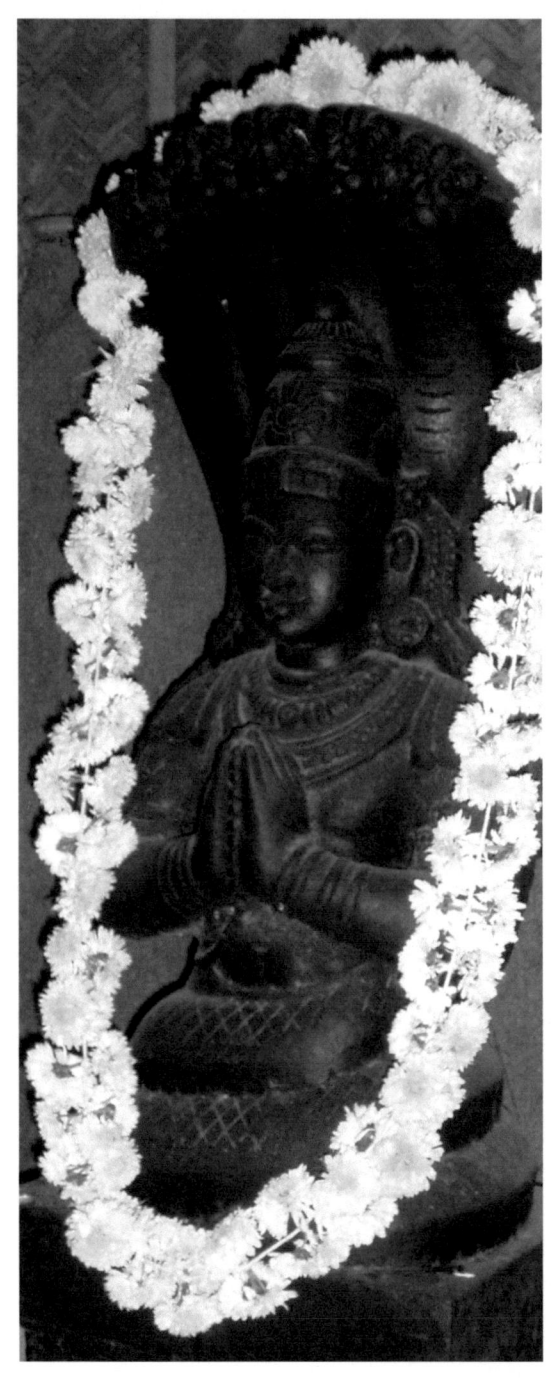

Die Schlange gilt in Indien als ein Symbol für Unsterblichkeit, Anpassungsfähigkeit und Erneuerung. Die vielen Köpfe symbolisieren die zahlreichen Problemlösungsmöglichkeiten, die Yoga anzubieten hat.

Ikonographisch wird der Figur normalerweise eine Muschel in der einen Hand und ein Schwert in der anderen zugeordnet. Die Muschel, mit der man ein Geräusch erzeugen kann, steht für Wissen (man wird gehört!), und das Schwert für die Überwindung von Hindernissen. Diesen Elementen wird in der Ashtanga Praxis auch durch das Eröffnungs-Mantra Referenz erwiesen:

| *Abahu Purushakaram* | Vor ihm, der am Oberkörper von |
| *Shankhacakrsi Dharinam* | menschlicher Gestalt ist, |
| *Sahasra Sirasam Svetam* | der Muschelhorn, Diskus und Schwert trägt, |
| *Pranamami Patanjalim* | der tausend strahlende Köpfe hat, |
|  | vor ihm, Patañjali, verneige ich mich. |

Patanjali zufolge ist der Geist sowohl die Quelle für unsere Probleme als auch das Instrument zur Problemlösung. Ist unser Geist konzentriert, aufmerksam, diszipliniert und frei von schlechten Gewohnheiten, dann nehmen wir unsere Umwelt klarer und eindeutiger wahr. Unsere Handlungen, die auf diesen unzweideutigen Wahrnehmungen beruhen, werden uns weniger Probleme oder Leiden verursachen. Auch wird unser Geist durch die Praxis so geschult, dass er unsere Probleme leichter und schneller zu lösen vermag. Ein flexibler Geist ist offen für neue

Möglichkeiten und alternative Lösungen. Mehr Selbstvertrauen ermöglicht uns, neue Wege zu gehen und keine Angst vor dem Unbekannten zu haben.

Ist der Geist jedoch angespannt, abgelenkt und von schlechten Gewohnheiten geprägt, dann wird unsere Wahrnehmung der Umwelt beeinträchtigt oder sogar verfälscht, und das verursacht viele Probleme. Ist unser Geist limitiert und verschlossen, wiederholen wir alte Fehler, die zu den immer gleichen Leidenserfahrungen führen.

Mit Hilfe der Yogapraxis können wir alte Handlungsmuster durchbrechen und den Geist disziplinieren, so dass er der Diener unseres beherrschten Willens wird und nicht als unkontrollierbarer Meister Schaden anrichtet. Indra Devi formulierte das so:

> Yoga bringt uns Freiheit. Durch eine ständige Praxis können wir uns von Angst, Furcht und Einsamkeit befreien.[28]

# Ziele des Yogas

## 1. Leiden verhindern

BG IV.17
Yoga ist das, was Leiden vermindert.

Der erste Schritt auf dem Weg zur "Erleuchtung" befasst sich mit der graduellen Reduzierung von Leid und Schmerzen und dem Gewinn von Zufriedenheit und Glück.

Yoga bewirkt unmittelbar zwei Dinge:
1) *duhkha*[29] *nivritit*: Auflösung von schmerzhaften Auswirkungen
2) *sukha*[30] *prapti*: sich frei und wohl fühlen, glücklich sein

Am schnellsten erfahren wir auf der physischen Ebene, welche positiven Effekte Yoga hat. Viele Menschen beginnen mit einer Yogapraxis, weil sie körperliche Beschwerden haben. Schon nach kurzer Zeit lassen Rückenschmerzen oder Stresssymptome nach, der Körper wird flexibler und ist weniger anfällig für Krankheiten. Die Stress vermindernden Effekte der Yogapraxis helfen, den gesamten Organismus zu entlasten, und die erhöhte geistige Stabilität lässt uns mit Schicksalsschlägen und psychischen Belastungen besser umgehen. Wer kontinuierlich übt, vermeidet auch zukünftige Krankheiten und Probleme, wie z.B. altersbedingte Steifheit der Glieder, Demenz oder Inkontinenz. Jeder Mensch leidet mehr oder wenig in und an seinem Leben. Es gibt fünf Auslöser für Duhkha (= Schmerzen), die jeden betreffen.

YS II.15
Durch Veränderung, Qual, (schlechte) Verhaltensmuster (= Samskara[31]). Schmerzen sowie unausgeglichene Gunas[32] ist für jeden, auch für den weisen Mann, alles Leben nur Leid.

In diesem Sutra finden wir den ebenfalls vom Buddhismus vertretenen Gedanken, dass das Leben vor allem leidvoll ist. Yoga jedoch bietet uns eine umfassende Methode an, um Schmerzen zu vermindern, Probleme besser handzuhaben und selbst verursachtes Unglück zu verhindern.

Die Yoga Sutras meinen dazu:

YS II.10
Leiden muss in seiner subtilen Form verhindert werden (bevor es eine größere Form annehmen kann).

Sie verlangen sogar Folgendes:

YS II.16
Zukünftiges Leiden muss (an seiner Quelle) beseitigt werden.

Was ist also die Quelle für unser Leiden?

**Schmerzbringende Leidenschaften: die Kleshas**

Diese als *kleshas* bezeichnet Kräfte sind bestimmte Strukturen und Muster im menschlichen Geist, die die Wahrnehmung und die Handlungsweise des Menschen steuern und ihn immer wieder in konfliktreiche Situationen bringen. Patanjali sagt, dass die Kleshas sehr unterschiedlich wirken können: Sie können „schlafen", also untätig im Verborgen schlummern, oder aber schwach, unterbrochen oder auch sehr aktiv sein. Manchmal ist ein Klesha besonders stark ausgeprägt, so dass es die anderen dominiert.

Das Yoga Sutra II.3 nennt fünf[33] den Geist trübende Leidenschaften, die dem Menschen Kummer und Sorgen bereiten. Das sind:
1) *vidya*: Unwissenheit oder falsches Wissen
2) *asmita*: Egoismus
3) *raga*: übermäßige Bindung an angenehme Dinge
4) *dvesa*: extreme Abneigung, Hass
5) *abhihivesha*: Angst vor dem Tod oder das Festhalten am weltlichen Leben; Angst, etwas zu verlieren

Alle Kleshas stammen von dem primären Klesha Avidya ab, was mit "(Selbst-) Täuschung" übersetzt werden kann.

YS II.5
Im Vergänglichen das Dauerhafte, im Unreinen das Reine, im Unglück das Glück und im Nicht-Selbst das Selbst zu sehen, ist falsches Wissen (= *avidya*).

Wenn wir ein Seil, das in einem dämmrigen Raum am Boden liegt, für eine Schlange halten, dann ist das ein Beispiel für Avidya. Wir interpretieren die Form des Seiles als Schlange, weil unser Instinkt die Gefährlichkeit von Schlangen kennt und uns vor einer potentiellen Gefahr warnen möchte. Worauf es aber ankommt, ist, wie wir jetzt auf dieses Signal reagiert. Laufen wir davon, schlagen wir blindlings auf die vermeintliche Gefahr ein oder überprüfen wir vorsichtig, ob sich da wirklich eine gefährliche Schlange befindet?

Wenn wir etwas für wahr halten, aber selbst nicht überprüfen können, dann existiert in unserem Kopf eigentlich nur eine

Interpretation der Realität, die von den Tatsachen abweichen kann. Auch unsere Sinne liefern nicht immer ein akkurates Bild der Welt. Sinneswahrnehmungen können durch vorangegangene Erfahrungen, Sinnestäuschungen oder Imitationen getrübt oder sogar verfälscht werden.

Da wir diese möglicherweise falsche Wahrnehmung aber als Realität annehmen, richten wir unsere Handlungen danach aus, und daraus entsteht oft eine leidvolle Erfahrung, weil wir eben nicht auf der Grundlage von wahren Sachverhalten gehandelt haben. Vor allem mit den Techniken der Meditation können wir uns der Wahrheit annähern, die Wurzel unserer Leiden erforschen und lernen, sie am Wachsen zu hindern.

YS II.11
Meditation beseitigt die Aktivitäten (der Kleshas).

Wenn wir fähig sind, die tatsächliche Ursache negativer Erfahrungen aufzudecken, können uns von dieser Quelle der Negativität lösen und Leiden reduzieren. Wenn z.B. ein Mensch unter Laktoseintoleranz leidet, so wird er, nachdem er das als Ursache für seine Schmerzen erkannt hat, keine Milchprodukte mehr zu sich nehmen. Wenn aber dieser Mensch Eiscreme liebt, wird es ihm schwer fallen, den Rest seines Lebens keine Eiscreme mehr zu essen, oder er muss sich an den Geschmack von lactosefreier Eiscreme gewöhnen. In diesem Fall ist es wichtig, die notwendige Selbstkontrolle zu entwickeln, damit man Leiden verhindern kann.

## 2. Selbstkontrolle

Heutzutage wird Individualismus groß geschrieben, und dadurch verhalten sich die Menschen viel egoistischer als zu früheren Zeiten, in denen Familie und Gemeinschaft wichtiger waren, um das Überleben des Einzelnen zu sichern. Dieser Egoismus bringt jedoch zahlreiche Probleme mit sich.

Egoistisches Verhalten führt leicht dazu, dass wir andere Menschen verletzten, und deren Egoismus verletzt uns. Damit zählt *asmita* zu den Hauptursache für Leiden. Asmita kann mit falscher Identität übersetzt werden, meist wird es aber als Ich-Sucht oder Egoismus bezeichnet.

> YS II.6
> Egoismus entsteht, wenn das Sehen und die Sichtweise als ein und dasselbe wahrgenommen werden.

Dies bedeutet, die geistige Haltung zu einem Ereignis beeinflusst unsere Wahrnehmung zu diesem und bestimmt sogar unsere Reaktion darauf. Wir glauben, die Instrumente unserer Wahrnehmung (Sinne, Verstand, Gefühle) würden uns ein realistisches Abbild der Welt liefern, doch unsere Wahrnehmung ist durch Erinnerungen, Gewohnheiten und psychische Prägungen beeinflusst, getrübt oder sogar verfälscht. Trotzdem sehen wir unsere Wahrnehmung der Welt als die einzig richtige an und glauben, immerzu recht zu haben und rechtmäßig zu handelt, selbst wenn sich später herausstellt, dass wir nur einen Teil der Wahrheit wahrnehmen konnten, und unsere Überzeugungen auf tönernen Füßen stehen. Auf diese Weise begehen wir leicht Fehler. Selbst wenn Fakten unserer Weltsicht widersprechen, wollen wir sie oft nicht wahr haben, weil unser Ego ein Versagen in dieser Hinsicht nicht aushalten mag und die Konsequenzen fürchtet. So kann eine Mutter jahrelang den Missbrauch der Tochter durch den Vater vor sich selbst verleugnen und sich vormachen, dass die "Realität" eine ganz andere ist, als das, was sie selbst sieht oder die Tochter ihr erzählt.

Oft wollen wir auf Grund unseres beschämten Egos oder wegen der tiefgehenden Konsequenzen die Realität nicht akzeptieren. Lieber verbleiben wir in einer Illusion, die unser Leiden prolongiert oder im ungünstigsten Fall sogar neues Leiden erzeugt.

In der Yogapraxis kann es passieren, dass wir stolz auf die Leistungen unseres Körper sind und glauben, wenn wir komplizierte und anspruchsvolle Yogapositionen meistern, dann wären wir gute Yogis. Damit kreieren wir aber eine falsche Identität, denn die körperlichen Yogaübungen sind nur ein Bestandteil des spirituellen Weges. Ein guter Yogi entwickelt vor allem Qualitäten wie innere Ruhe, Friedfertigkeit, Mitgefühl, Toleranz, Geduld und Achtsamkeit. Ob er dabei auf dem Kopf stehen kann, ist unwichtig. Wir erfahren unseren wahren

Charakter vor allem in der geistigen Auseinandersetzung mit uns selbst, die physischen Übungen sind nur ein Werkzeug dazu, aber nicht das Ziel.

Das 5. Niyama[34] rät zu einer Haltung der Akzeptanz und Demut, um das menschliche Ego unter Kontrolle zu halten. Einige Menschen fühlen sich wegen der außergewöhnlichen Fähigkeiten, die sie durch ihre Yoga-Praxis erlangen, anderen überlegen, und ihr Ego und ihre selbstsüchtigen Wünsche vergrößern sich dementsprechend. Gerade in der physisch anspruchsvollen Praxis des Ashtanga Yogas besteht für viele Menschen die Gefahr, auf der körperlichen Ebene stehen zu bleiben. Wenn sie großes Können darin erlangen, ernten sie die Bewunderung anderer Menschen, und diese angenehme Erfahrung führt dazu, dass sie sich nur auf die körperliche Arbeit konzentrieren und dabei die spirituelle vergessen. Sie identifizieren sich dann nicht mehr mit der Position und erfahren ihre Qualitäten, sondern nur mit ihrem Ego, sie wenden ihre Aufmerksamkeit nur noch nach außen – in Richtung der Bewunderung anderer. Diese Menschen verlieren dann rasch die Perspektive der Innenschau.

Es wird davor gewarnt, die erreichten Erfolge in der Praxis zu Angeberei und Bereicherung zu nutzen.

In der Hatha Yoga Pradipika heißt es:
> HYP I.11
> Das Wissen des Hatha-Yogas ist geheim zu halten von dem Yogi, der nach Erleuchtung strebt. Sie ist kraftvoll im Verborgenen,

bedeutungslos, wenn sie zur Schau gestellt wird.[35]

Auch die Bhagavad Gita warnt davor, Yoga nicht jedermann zu lehren:

> BG XVIII.67[36]
> Teile diese Weisheit nicht mit jedem, nicht mit dem, dem die Hingabe oder Selbstbeherrschung fehlt, dem die Lust zu lernen fehlt, oder über mich [= Gott Krishna] spottet.

Heutzutage wird viel Show and Geschäft mit Yoga gemacht, die spirituelle Praxis und das tiefere Wissen um Yoga, das in fünftausend Jahren angesammelt wurde, gehen darüber allzu oft verloren.

Die angenehme Erfahrung des Bewundertwerdens wird schnell zum Fluch. Wie eine Droge ist es eine leere Befriedigung, die nicht lange anhält und uns hungrig zurückläßt. Wir wollen immer mehr. Daraus entsteht die Gier, das Angenehme immer wieder zu wiederholen. Begierde ist ein weiteres Klesha.

> YS II.7
> Begierde (= *raga*) folgt aus der Anhaftung an Glück.

Raga bezeichnet das Vergnügen, das uns so sehr gefällt, dass wir es immer wieder suchen. Genusssucht ist gerade in unserer Gesellschaft, in der Konsumgüter und Lebensmitteln überreich zur Verfügung stehen, häufig eine Ursache für Leiden und Krankheiten. Wir essen ein Stück Kuchen und das schmeckt so gut, dass wir noch ein weiteres essen wollen. Wir essen also das zweite Kuchenstück, auch wenn das negative Auswirkungen z.B. in Form von Übergewicht oder Magendrücken hat. Die Gier nach wohltuender Erfahrung führt uns zur Lust und schafft eine emotionale Bindung. Der Geist bleibt durch die Kraft der Sehnsucht auf externe Objekte ausgerichtet. Weil sich die Objekte unserer Begierden ständig ändern, kann der Geist nicht zur Ruhe kommen, was aber eine unabdingbare Voraussetzung für die Selbsterkenntnis darstellt.

Wenn wir Angenehmes erleben, dann erfahren wir dieses Glück immer nur vorübergehend. Sein Verlust, der früher oder später eintritt, erzeugt den Wunsch es erneut zu besitzen und Leiden, wenn wir es nicht wieder erlangen. Daher versucht ein Yogi, sich nicht von dem Wunsch nach Vergnügen beherrschen zu lassen, sondern ihn zu kontrollieren.

Manche Menschen aber lieben ihr Unglück ebenso sehr.
> YS II.8
> Abneigung (= *dvesa*) folgt aus der Anhaftung an Unglück.

Dvesa ist das, was uns abstößt und Abscheu erzeugt. Letzten Endes schafft Hass und Aversion die gleiche Abhängigkeit wie Freude und Lust. Negative Emotionen halten den Geist in Anspannung. Die daraus entstehende Frustration verursachen allzu oft innere Spannungen, die den Köper blockieren oder sogar krankmachen. Die Energien können dann nicht mehr frei fließen und die innere Harmonie ist gestört. Dies führt zu körperlichen Schmerzen und Problemen, wie Verspannungen, Kopfschmerzen oder Selbstverletzungen.

Sprichwörtlich sagt man sogar, dass Hass einen Menschen zerfressen kann. Starke Abneigung ermöglicht keine spirituelle Entwicklung, sondern treibt den Menschen verstärkt dazu, allein auf Grund seiner animalischen Instinkte zu handeln, die auf dem Prinzip "Aug um Aug und Zahn um Zahn" beruhen. Viele Menschen fixieren ihren Haß auf einen äußeren Feind, um zu vermeiden, sich mit ihrem inneren Schmerz auseinander setzen zu müssen. Fremdenfeindlichkeit und Rassismus sind immer eine Ablenkung von inneren Konflikten. Wer jedoch in seiner Negativität gefangen bleibt, trägt wesentlich zu seinem Unglücklich-Sein und Unglücklich-Bleiben bei.

Die Techniken des Yogas, ob es nun die moralischen Vorschriften der Yamas und Niyamas oder die körperlichen Übungen sind, trainieren unsere Fähigkeit zur Selbstkontrolle. Wir lernen nicht nur, unseren Körper und unsere Bewegungen zu beherrschen, durch die geistige und physische Disziplin und die Atemtechniken können wir den Geist und die Instinkte langsam, aber sicher unter unsere mentale Kontrolle bringen.

Menschen, die impulsiv leben und wenig Selbstkontrolle besitzen, leben statistisch gesehen ungesünder, werden öfter krank und sterben früher. Sie reagieren in stressigen Situationen oft unbeherrscht und unüberlegt und können die daraus folgenden Probleme nur schwer bewältigen.

Wissenschaftliche Studien hingegen stellten die positiven Effekte von Selbstkontrolle fest: durch sie erlangen wir mehr beruflichen Erfolg, verbessern unsere Gesundheit und zwischenmenschlichen Beziehungen. Dies ist möglich, weil wir etwas erwerben, das die Psychologie Selbstwirksamkeit nennt: Menschen, die wissen, dass sie sich auf sich selbst verlassen können, handeln souverän und gelassen. Sie ruhen in sich selbst und werden weniger leicht von dem Unbill des Lebens erschüttert.

Walter Mischel, ein Professor der Columbia University, hat die Selbstkontrolle bei Kindern getestet und konnte beweisen, dass Kinder, die über mehr Disziplin verfügen, bessere schulische Leistungen aufwiesen und auch als Jugendliche weniger anfällig für Drogensucht waren.[37]

Roy Baumeister, ein US-amerikanischer Sozialpsychologe, beschreibt die Fähigkeit zur Selbstkontrolle als einen geistigen Muskel: Wie ein Körpermuskel ermüdet unsere Selbstbeherrschung. Durch Gebrauch und ohne ausreichend Erholung wird es weniger wahrscheinlich, dass wir in der nächsten Situation gleich diszipliniert handeln können. So lässt sich die Fähigkeit zur Selbstkontrolle ebenso wie ein Muskel trainieren. Dabei wird der Muskel zwar nicht größer, ermüdet aber weniger rasch. Durch Training erwerben wir also die Fähigkeit, länger und mehr Kontrolle über uns selbst auszuüben.[38]

Die Praxis von Yoga ist ein perfektes Instrument, um dies zu erlernen. Je mehr ein Mensch in sich selbst gesichert ist, desto weniger besteht die Gefahr von Wut und Selbstzerstörung, und desto wohler und glücklicher wird er sich fühlen.

## 3. Selbsterkenntnis - Samadhi

Das letztendliche Ziel des Ashtanga Yogas ist die absolute Erkenntnis[39] von uns selbst. Wir erstreben die vollständige Selbstrealisation, die den Geist in einen erleuchteten Zustand bringt und es durch konsequentes Training möglich macht, ihn dort auch zu halten. Patanjali definiert Yoga so:

> YS I.2
> Yoga ist das Beherrschen (Kontrollieren) der geistigen Aktivitäten (= *chitta-vritti*).

Haben wir die geistigen Aktivitäten zur Ruhe gebracht, ...

> YS I.3
> dann ruht der Sehende fest in seiner wahren Gestalt.

D.h., wir können dann unser wahres Selbst erkennen, wenn alle Aktivitäten des Geistes zum Still-Stand gebracht wurden. Unser Geist ist wie das Wasser in einem See, auf dessen Grund der Schatz unseres wahren Selbst ruht. Der Blick in die Tiefe ist uns durch unruhiges und schmutziges Wasser verwehrt. Unser Geist ist ständig mit Dingen des alltäglichen Lebens beschäftigt und folglich zerstreut und unkonzentriert. Diese äußeren Stimuli können wir uns als Wind vorstellen, der die Wasseroberfläche aufwühlt und Wellen verursacht. Zeitweise wird der See von herumfahrenden Booten, Schwimmern und Surfern in Unruhe gebracht. Damit sind äußere Ereignisse gemeint, die Ablenkungen, aber auch Aufruhr im Geist erzeugen. Im Still-Halten – ob dies nun eine Yogaposition ist oder eine Atemanhaltung – versuchen wir, die äußeren Einwirkungen abzuschalten und die aufgewühlte Wasseroberfläche zu beruhigen. Ist die Oberfläche ruhig geworden, dann können wir tiefer blicken.

Oft ist das Wasser selbst verschmutzt. Wir betäuben den Geist mit Arbeit, Fernsehen oder Drogen und tragen so zur Trübung des Geistes bei. Wir leben dann fern von unserem wahren Selbst, und das führt oft zu Traurigkeit und Verzweiflung. Alle Yogaübungen haben eine reinigende Wirkung auf Körper und Geist, mit denen diese Verschmutzungen beseitigt werden können.

Dann finden wir im Wasser Pflanzen, Fische und andere Wassergeschöpfe, die Eindrücke, Erinnerungen und Gefühle aus dem Unterbewusstsein symbolisieren. Im Yoga lernen wir sie wahrzunehmen, zu respektieren und zu akzeptieren und so gut kennenzulernen, dass sie nicht unvermutet hervorbrechen und Schaden anrichten können. Wir erkunden also die Dimensionen und den Zustand unseres Selbst, und erfahren z.B. wovor wir Angst haben, was uns glücklich macht, wozu wir fähig sind, und was wir nicht können.

Je stiller und klarer das Wasser wird, desto mehr können wir sehen, was sich tatsächlich unter der Oberfläche abspielt. Unsere

Aufmerksamkeit wird so geschärft, dass wir immer mehr von uns selbst verstehen und Klarheit erlangen. Ist das Wasser völlig still und geklärt, können wir am Grund des Sees unsere wahre Natur erkennen, und damit die yogische Erleuchtung erlangen.

Diese Metapher wurde von Indra Devi aufgegriffen, die Folgendes anmerkte:

> Wie das Wasser, das den Himmel und die Bäume nur so lange deutlich spiegeln kann, wie seine Oberfläche ungestört ist, so kann auch der Geist nur dann das wahre Bild des Selbst spiegeln, wenn er ruhig und ganz entspannt ist.[40]

Spätestens durch Sigmund Freud wurde uns vor Augen geführt, dass wir über unbewusste Persönlichkeitsanteile verfügen, über die wir wenig wissen und wenig Kontrolle besitzen. Doch je mehr ein Mensch sich seiner selbst bewusst ist, desto besser kann er sein Schicksal nach seinem Willen und Wünschen lenken. Er kann dann seine Stärken und Schwächen richtig einschätzen und seine Ressourcen gezielt einsetzen.

Schon Sokrates beschrieb die Vorteile der Selbst-Erkenntnis:

> Denn wer sich selbst kennt, der weiß, was für ihn nützlich ist, und vermag zu unterscheiden, was er kann und was nicht. Wer das betreibt, was er versteht, der erwirbt sich, was er benötigt, und es geht ihm gut; andererseits hält er sich von dem fern, was er nicht versteht, und so begeht er keine Fehler und bleibt vor Unheil bewahrt.[41]

Das beschreibt die Zielrichtung des Yogas. Im Zustand der absoluten Selbsterkenntnis – Samadhi – haben leidvolle Erfahrungen keinen Einfluss mehr auf den erleuchteten Geist. Er nimmt dann jede Lebenserfahrung – ob freudig oder schmerzhaft – mit innerer Gelassenheit an und ist fähig, das Beste daraus zu machen.

In der Bhagavad Gita heißt es:

BG II.48
In Yoga gefestigt vollbringe Taten ohne selbstsüchtige Bindungen, bleibe gleichmütig in Erfolg und Misserfolg. Diese Ausgeglichenheit wird Yoga genannt.

Diese innere Balance hilft auch, das letzte Klesha zu bewältigen. Abhihivesha stellt für die meisten Menschen ein Problem dar, da der Trieb zum Leben in uns allen tief verankert ist.

YS II.9
Selbst im Weisen strömt der Drang zum Leben.

Wir fürchten das Unbekannte, das der Tod mit sich bringt. Wir klammern uns an das Leben und können den Tod nur schwer als Teil unserer Lebenserfahrung akzeptieren. Im Zuge der Yogapraxis und der spirituellen Entwicklung erkennen wir jedoch, dass unsere wahre Natur, unser wahres Selbst nicht in diesem Körper und in dieser individuellen Erfahrung liegt. Meistens betrachten wir den körperlichen Tod als das endgültige Verlöschen unserer Existenz. Wenn wir aber im Zustand von Samadhi fähig sind zu erkennen, dass wir Teil des Ewigen sind und aufhören, uns mit diesem temporären, beschränkten Selbst zu identifizieren, dann verlieren wir die Angst vor dem Tod.

Wenn wir im Zuge der Yogapraxis unseren Egoismus ergründen und seine Dominanz durch Selbsterkenntnis unter Kontrolle bringen, wenn wir unsere Vorlieben und Abneigungen ohne Anbindung oder Ablehnung als Teil unserer Existenz akzeptieren und harmonisch integrieren können, dann verwandelt sich selbst die Angst vor dem Tod in eine Haltung, wie sie die Bhagavad Gita empfiehlt:

BG II.11
Die Weisen trauern weder für die Lebenden noch für die Toten.
BG II.18
Der Körper ist sterblich, aber derjenige, der im Körper wohnt, ist unsterblich und unermesslich.
BG II.22
So wie ein Mensch abgenutzte Kleidung zurücklässt und neue erwirbt, so wird der alte und verbrauchte Körper vom Selbst, das in ihm wohnt, durch einen neuen ersetzt.[42]

Wir begreifen durch das Fortschreiten am Yogaweg, dass unsere individuelle Seele Teil der universellen Existenz ist, und mit dem Tod der physischen Existenz die unsterbliche Seele wieder ein Teil der universellen Energie wird. Wir führen dann ein glücklicheres Leben, wenn wir unsere Angst vor dem Tod und all den Gründen, sich Sorgen zu machen und zu leiden, verloren haben.

Patanjali liefert in den Sutras sogar eine Erklärung dafür, was die Kleshas verursacht.

**Die Ursache von Leiden**

Patanjali meint, die Identifikation des Geistes mit seiner physischen Existenz sei die Ursache unserer Leiden.

> YS II.17
> Die Ursache (für Schmerz) liegt in intensive Verbindung zwischen dem Seher und den gesehenen Objekten und muss überwunden werden.

In diesem Sutra verwendet Patanjali die Worte *drstra* für den, der sieht, und *drsya* für das, was sichtbar ist und daher gesehen wird. Das "Gesehene" ist die Welt der Objekte, die wir auch mit dem Wort Prakriti[43] beschreiben. Sie ist wahrnehmbar, weil sie folgende Eigenschaften hat:

> YS II.18
> Die Objekte haben den Charakter von Licht, Aktivität und Beständigkeit; sie bestehen aus Elementen und sinnlicher Erfahrung und dienen der Freude und Befreiung des Sehers.

Der Seher wiederum hat diese folgende Eigenschaften:

> YS II.20
> Der Seher ist reines Bewusstsein (= Purusha), er scheint die wechselnden Zustände des Geistes zu übernehmen, aber in Wirklichkeit ist er unveränderbar.

Der Seher, also unser spirituelles Bewusstsein, steht außerhalb der materiellen Welt, obwohl es ihm erscheint, als sei er ein Teil von ihr. Prakriti ist von den Wirkkräften der Natur (= Gunas[44]) bestimmt und wir nehmen uns durch unsere Sinne und körperliche Erfahrung als Teil dieser Natur wahr. Tatsächlich sind wir aber Teil von Purusha und mit Prakriti nur durch einen intensive

Verbindung verknüpft. Interessanterweise treffen sich hier antike Weisheit und moderne Physik. So sagte Niels Bohr:
> Wir sind gleichzeitig Zuschauer und Schauspieler im großen Drama des Seins.

Während die Physiker auf der Suche nach dem inneren Zusammenhalt der Welt sind, versucht Yoga den Menschen von Leiden zu befreien. Nach Patanjali dient die Welt der Objekte dem Seher als Werkzeug zu seiner Befreiung. Sie existiert nur, damit der Seher durch sie seine Existenz und Transzendenz erfahren kann.

> YS II.21
> Der Zweck der physischer Objekte ist es, vom Selbst wahrgenommen zu werden.

Ist dieser Zweck erfüllt, werden die Objekte für den Sehenden überflüssig, aber sie existiert natürlich weiterhin für andere Menschen.

Die besondere und intensive Verbindung zwischen Purusha und Prakriti kann allein durch die Sinne oder Erfahrung nicht erkannt werden. Nur in tiefer Versenkung (= Samyama: Konzentration, Meditation und Samadhi) ist dies möglich. Die Existenz der Verbindung ermöglicht es dem Seher, den Unterschied zwischen diesen beiden Energien zu erkennen und durch diese Erkenntnis seine wahre Natur zu erfahren.

> YS II.23
> Der Grund für das Zusammenkommen des Gesehenen und des Sehers ist, dass der Seher das Bewusstsein seiner wahren Natur und Kraft entfalten kann.

Im Zuge einer intensiven Yogapraxis lässt die Identifikation mit dem "falschen", temporären Selbst nach, und wir erkennen die wahre Natur unseres unsterblichen Selbst.

> YS II.24.
> Die Ursache (für die intensive Verbindung) ist falsches Wissen (= *avidya*[45]).

Durch die Yogapraxis erlangt der Geist eine derart rasiermesserscharfe Aufmerksamkeit und Unterscheidungsfähigkeit, die es ihm ermöglichen, Avidya zu beheben. Dann verschwindet das falsche Wissen, die Illusion und Identifikation mit der Welt der Objekten zugunsten der wahren Erkenntnis. Da Avidya hier an seiner Wurzel beseitigt wird, löst sich auch der Grund für Leiden auf und ermöglicht Kaivalya[46].

> YS II.25
> Ohne falsches Wissen verschwindet die intensive Verbindung; dieses ist Befreiung (= *kaivalya*).

Je mehr Wissen ein Yogi über diese enge Verbindung erlangt und versteht, desto tiefer gelangt er in die Spähren der Erleuchtung.[47] Nur durch diese systematische Diskriminierung erfährt der Seher oder das spirituelle Selbst seine wahre Natur.

> YS II.26.
> Klares, unbeeinträchtigt differenziertes Wissen ist das Werkzeug, um zum Ziel zu gelangen.

Nach dieser Erklärung beschreibt Patanjali die Stufen des Ashtanga Yogas als den praktischen Weg zu dieser metaphysischen Verwirklichung.

YS II.28
Durch das Üben des achtfachen (= Ashtanga) Yogas, wodurch Unreinheiten beseitigt werden, entsteht eine Klarheit, die in (dieser) diskriminierender Weisheit gipfelt.

# 3. Kapitel:

# Ashtanga Yoga

Ich begann wie viele andere Menschen mit Yoga, weil ich schon in jungen Jahren unter starken Rückenschmerzen litt, die vor allem durch eine schlechte Haltung und einen ungesunden Lebensstil bedingt waren. Die regelmäßigen Yogaklassen taten ihre Wirkung, nach sechs Monaten war ich schmerzfrei. Als Nebeneffekt entdeckte ich, dass Yoga die einzige Sache in meinem Leben war, die meinen hyperaktiven Geist beruhigen konnte, und mir eine kleine Pause von den vielen Aufgaben verschaffte, die ich mir auferlegt hatte. Im Laufe der Jahre probierte ich verschiedene Yoga-Stile und Schulen aus, bis ich eines Tages in einer Ashtanga-Klasse landete. Die Logik und Disziplin der festen Sequenz faszinierte mich, weil sie ein anspruchsvolles, vollständiges System anbot, das Körper, Geist und Seele in Einklang brachte und bei mir besser wirkte als andere Yogasysteme. Sehr viel später in meiner eigenen Lehrerausbildung realisierte ich, wie diese Praxis auch mein von einer schwierigen Kindheit traumatisiertes Gemüt stabilisierte und enorm zu meinem heute ausgeglichenen Leben ohne Depression oder suiziden Tendenzen beitrug. Ohne mir dessen bewusst zu sein, erreichte ich mit der Zeit ein Yogaziel nach dem anderen. Zuerst befreiten mich die Übungen von körperlichen Leiden, dann kam ich zu mehr innerer Ruhe, und die fortschreitende Selbsterkenntnis verhalf mir zu einem erfüllten und glücklichen

Leben.

Das moderne Ashtanga Yoga wird meist als körperlich anstrengende Übung angesehen, die Leute machen, um fit zu werden oder zu bleiben. Die spirituellen und mentalen Effekte wirken meist im Hintergrund, aber die Übenden spüren, wie die Praxis ihren gestressten Geist beruhigt und fokussiert, wie sie Stress abbauen und sich entspannen können. Extrovertierte Persönlichkeiten lernen, z.B. ihre Aufmerksamkeit auf innere Erfahrungen zu lenken und introvertierte Personen können Selbstbewusstsein und Selbstvertrauen erlernen. In der Yogapraxis kommt alles zusammen, fügt sich harmonisch zu einem Ganzen, man wird eins mit sich selbst und der Welt.

Das Sanskritwort yoga kommt von der Wurzel *yuj*, was "kontrollieren", "ins Joch spannen" oder "vereinigen" bedeutet. Üblicherweise wird YOGA mit "Verbindung" oder "Vereinigung" übersetzt. Diese Vereinigung geschieht auf verschiedenen Ebenen. Zuerst wird der Körper mit dem Geist in Harmonie gebracht. Die körperlichen Übungen (Asana und Pranayama) verhelfen uns zu einer erhöhten Wahrnehmungsfähigkeit und Kontrolle des Geistes. In der Folge können wir Signale, Botschaften und Leidenszustände des Körpers schneller antizipieren und verbessern so den Kontakt zu uns selbst.
Weiters verbessert sich der Kontakt zur Umwelt und zu unserem

Sein in der Welt. Durch die moralischen und ethnischen Standards der Yamas und Niyamas, erhöhter Achtsamkeit und verstärkter Impulskontrolle können wir uns harmonischer in unsere Umgebung einfügen. Gleichzeitig strahlen wir innere Ruhe und Harmonie aus, was einen positiven Effekt auf die Umwelt hat, und diese wirkt wiederum positiv auf uns zurück.

Ist eine innere und äußere Harmonie erreicht, gelangt der Yogaübende auf eine höhere spirituelle Ebene. Je weiter man auf dem Weg des Ashtanga Yogas fortschreitet, desto mehr kann man seine eingeschränkte Wahrnehmung überwinden. Durch die erweiterten geistigen Möglichkeiten sind wir dann fähig, hinter unser zeitlich begrenzten Existenz die "göttliche" Unendlichkeit allen Seins zu begreifen.

Dem Wort Yoga werden fünf Charakteristika zugeschrieben, die seine Eigenschaften hervorragend beschreiben:
1) *upayam*: ein Ziel erreichen
2) *dhyanam*: Meditation
3) *sangati*: sich mit sich selbst verbinden, das eigene Selbst verstehen
4) *yukti*: eine intelligente Art, Dinge zu tun
5) *sannahanam*: Schutz

In der Yogapraxis haben wir das Ziel, mit Hilfe der Meditation uns selbst kennenzulernen und zu verstehen. Dieser intelligente Lebensweg schützt uns gegen das Leiden im Leben. So könnte man etwas pointiert die verschiedenen Ebenen des Yoga zusammenfassen.

## Kriya Yoga

Im zweiten Kapitel der Yoga Sutras beschreibt Patanjali Ashtanga Yoga im Detail. Er beginnt das Kapitel jedoch mit der Definition von Kriya Yoga.

> YS II.1
> Ausdauer, Selbststudium und Hingabe (an das Göttliche) ist das Yoga des Handelns.

Kriya bedeutet "Tat", damit ist das Handeln ganz allgemein angesprochen. Im medizinischen Sinne bezeichnet Kriya die heilende Behandlung und im religiösen Sinne die Zeremonie, das Ritual. Das Sutra bedeutet demnach, dass mit Kriya Yoga der Körper mit "Ausdauer" gereinigt und geheilt wird, der Geist mit Selbststudium und die Seele mit Hingabe oder Gottvertrauen.

Es gibt allerlei kontroverse Ideen darüber, welche Stellenwert Kirya Yoga einnimmt. Einige Kommentatoren setzen Kriya Yoga mit Karma Yoga gleich, wie es in der Bhagavad Gita beschrieben wird. Reinhard Palm[48] meint, Kriya Yoga beschreibe die heilige und heilende Handlung der Reinigung und gibt ihm die Bedeutung eines sakralen Rituals. Georg Feuerstein[49] wiederum ist der Ansicht, Kirya Yoga sei die eigentliche Kreation Patanjalis und die weiteren Sutren, die Ashtanga Yoga beschreiben, stammen gar nicht von ihm, sondern seien später eingefügt worden. Daher schätzt er Kriya Yoga höher als die Methoden des Ashtanga

Yogas.

Das folgende Sutra beschreibt den Zweck von Kirya Yoga:

> YS II.2
> Sein Zweck ist, die Erfahrung des Gleichmuts [= Samadhi] zu kultivieren und Leiden zu reduzieren.

Aus diesem Zweck schließe ich, dass Kriya Yoga eine Einführung, ein Ausgangspunkt für den Yoga-Pfad ist. Selbst wenn die Sutras über Asthanga Yoga zu einem späteren Zeitpunkt eingefügt wurden, muss die Person, die es getan hat, zu dem Schluss gekommen sein, dass die Ordnung der Sutras auf diese Weise Sinn ergibt. Ausgehend von der Einheitlichkeit des zweiten Kapitels und dem Konzept des Buches als Ganzes scheint diese Schlussfolgerung gerechtfertigt.

Die "Heilung" des Kriya Yoga bereitet uns auf den Weg des achtfachen Yogas vor. Es verweist bereits auf drei ethische Regeln des später beschriebenen Ashtanga-Systems, die Niyamas 3 bis 5. Bereits durch das Praktizieren von Kriya Yoga können wir also daran arbeiten, unser Leiden zu reduzieren. Es hilft uns, mehr und mehr in einen Zustand von Gleichmut zu kommen. Die Methoden des Ashtanga Yogas aber verankern uns spirituell tiefer im Stadium der absoluten Erkenntnis.

# Der achtfache Pfad

Wie wir schon bei den Zielen von Yoga gesehen habe, versuchen wir der wahren Natur unseres Seins auf den Grund zu gehen. Um dies zu erreichen, müssen wir die folgenden acht (= *ashta*) Dinge praktizieren.

> YS II.29
> Zurückhaltung, Selbstdisziplin, Körperübungen, Atemübungen, Zurückziehen der Sinne, Konzentration, Meditation und tiefe Versenkung (= Selbstrealisation) sind die acht Glieder des Yoga.

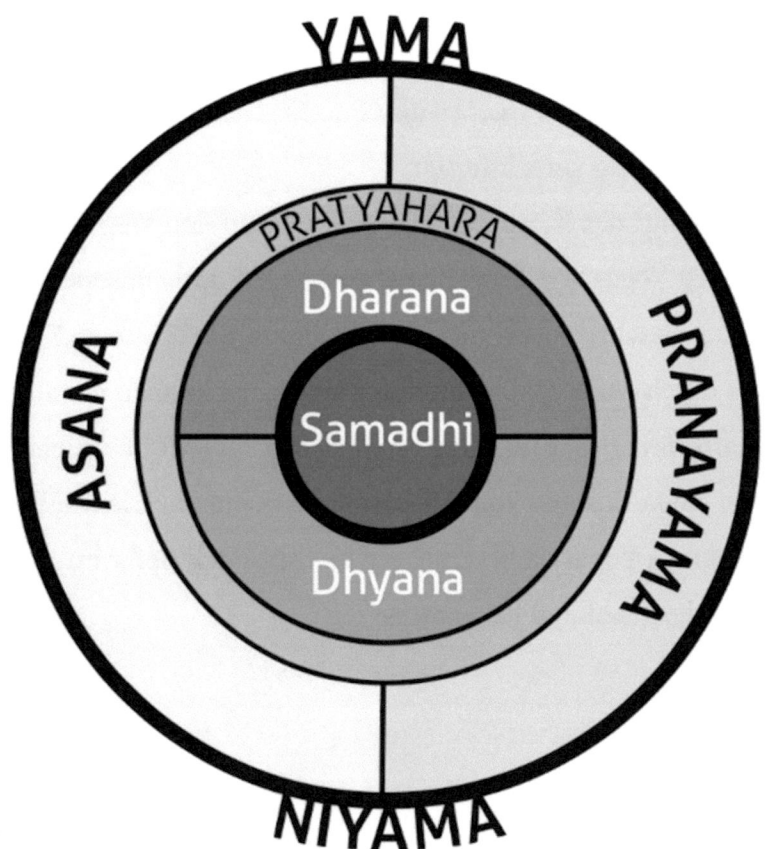

I    *yama*: Enthaltungen, Verbote
II   *niyama*: Selbstdisziplin, Gebote
III  *asana*: Harmonisierung von Körper und Geist durch körperliche Übungen
IV   *pranayama*: Regulierung des Atems und Verfeinerung des Bewusstseins
V    *pratyahara*: Rückzug der Sinne von äußeren Objekten, Brücke zur inneren Praxis
VI   *dharana*: Konzentration, Fokus
VII  *dhyana*: Meditation, bewusste Konzentration auf einen Punkt über einen längeren Zeitraum hinweg
VIII *samadhi*: Erleuchtung, vollkommene Vereinigung mit sich bzw. dem höheren Selbst

Die Regeln der Yama und Niyama bilden die Basis für die Yoga Praxis, ohne eine fundierte moralische und ethische Einstellung kann kein spirituelles Ziel erreicht werden. Durch die Praxis der Körperpositionen lernen wir unsere physischen Fähigkeiten kennen und erforschen den Zustand des Körpers. Gleichzeitig erwerben wir eine höhere Konzentrationsfähigkeit, körperliche Stabilität und Gesundheit. Die Übungen des Pranayamas lehren uns, wie wir den Atem kontrollieren können, sowie das Stillhalten und die Kontrolle des Geistes. Auf diese Weise bereiten wir auf der physischen Ebene den Boden für die geistige Arbeit vor. Pratyahara, das Zurückziehen der Sinne von den äußeren Objekten, führt uns von der Außenwelt nach innen, wir identifizieren uns nicht mehr mit äußeren Objekten, sondern machen uns auf die Suche nach der inneren Wahrheit. Schritt für Schritt lernen wir, den Geist zu konzentrieren, um ihn dann mittels Meditation an einem Punkt festzuhalten, damit dort die Erfahrung von Samadhi gemacht werden kann. Die letzten drei Anteile des Ashtanga Yoga sind das Ergebnis der ersten fünf, in dem Sinne werden sie nicht praktiziert, sondern sind das Produkt der Praxis. Sie werden auch *samyama*, absolute Versenkung, genannt.

Auf diesem achtfachen Pfad bewegen wir uns von der groben, physikalischen Ebene zur subtilen geistigen Ebene. Die ersten vier Glieder des Ashtanga Yogas werden deshalb Bahiranga Sadhana genannt - körperliches oder äußeres Yoga, während die anderen vier als Antaranga Sadhana bezeichnet werden - geistiges oder inneres Yoga. Das äußere Yoga bewirkt eine Reinigung von Körper und Geist und agiert vor allem auf der physischen Ebene, während das innere Yoga sich vornehmlich mit dem Geist beschäftigt. Es vermittelt uns die Fähigkeit, konstant aufmerksam zu sein und lehrt Unterscheidungsfähigkeit. Samadhi schließlich ist der Zustand der absoluten Selbsterkenntnis, in dem wir unsere wahre Natur und die der Welt erkennen und durch diese Erkenntnis von den Hochs und Tiefs des Lebens unberührt bleiben. In diesem Zustand lebt der Mensch in Ausgeglichenheit und Ruhe, er ist "erleuchtet".

Diese acht Bereiche kann man auch als Reise durchs Leben verstehen. Als junger Mensch übt man mehr körperlich, als älterer mehr geistig. In Indien wird es als ideal angesehen, Samadhi im Augenblick des Todes zu erreichen, damit die Seele sich aus dem Kreislauf der Wiedergeburt befreien kann und ins Nirvana[50] gelangt. Wenn man nicht an Wiedergeburt glaubt, so kann uns diese innere Ausgeglichenheit immerhin einen friedlichen Tod bescheren.

**Moralische und ethische Vorschriften**
Alle menschlichen Kulturen stellten und stellen Gesetze und Normen auf, die das friedliche Zusammenleben von Menschen gewährleisten sollen und verhindern, dass wir uns gegenseitig ausrotten. So definieren auch die Yamas und Niyamas moralische und ethische Regeln, die beschreiben, wie ein Yogi mit der Welt und mit sich selbst umgehen soll, damit eine höhere geistige Entwicklung möglich wird. Durch das Befolgen dieser Regeln lernen wir, unsere Affekte und Instinkte zu beherrschen. Diese dürfen nicht einfach unterdrückt werden, weil es dann zu Anspannungen und Blockaden kommen kann, die ein entspanntes Geist-Körper-Verhältnis verhindern, und uns eventuell sogar krank machen.
Es wird nicht immer möglich sein, all diesen Regeln jederzeit Folge[51] zu leisten.

Patanjali erwähnt einige Ausnahmen zu diesen Vorschriften. Manchmal ist es durch berufliche, zeitliche, örtliche oder sonstige Umstände notwendig, eine Regel zu brechen. So muss z.B. ein Fleischer Gewalt gegen Tiere anwenden, um seinem Beruf nachzugehen. Gewisse Umstände können einen dazu zwingen, zu lügen, z.B. um das eigene Leben zu retten. Manchmal ist es notwendig, Dinge zu tun oder zu unterlassen, die den Yogavorschriften widersprechen, um andere Menschen in ihren Gebräuchen oder Sitten nicht zu beleidigen. Wenn dafür ein guter Grund vorliegt, wird der Geist in solchen Fällen des Nicht-Einhaltens nicht verunreinigt. Bevor jedoch eine Regel gebrochen wird, muss das eigene Gewissen sorgfältig geprüft werden.

# I. Yama: Zurückhaltung, Verbote

Die fünf Yamas zeigen Regeln auf, die unser Verhalten zu anderen Menschen bestimmen sollen und einen harmonischen Umgang mit ihnen fördern.

Ein Yama[52] wird gerne als "Zügel" beschrieben. Patanjali sieht es als eine Zurückhaltung oder Einschränkung, die wir uns freiwillig auferlegen, um uns auf unsere Bestrebungen konzentrieren zu können. Auf diese Weise erlauben die Zügel dem Reiter (= Verstand) sein Pferd (= Instinkte) dahin zu lenken, wohin er kommen möchte.

## 1) Ahimsa: Gewaltlosigkeit

Ahimsa ist das fundamentale Prinzip, auf dem Yoga ruht. Es steht an erster Stelle vor allen anderen Regeln. Es ist das Bestreben, weder in Taten noch in Worten oder Gedanken einem Lebewesen Schaden zuzufügen.

- *kaya*: keine physische Gewalt
- *vacha*: keine gewalttätige Rede oder Sprache
- *manas*: kein gewalttätiges Denken

Wenn Emotionen wie Zorn, Verurteilung, Kränkung oder Angst ungezügelt aus uns hervorbrechen, verursachen wir - selbst wenn es nicht beabsichtigt ist - fast immer körperliche und/oder seelische Verletzungen.

Menschen, die mit groben und unbeherrschten Gefühlszuständen leben, erzeugen ein für ihre Umgebung destruktives

Lebensmilieu; der Umgang mit ihnen kann besonders bei Kindern psychische Verwundungen hervorrufen. Folglich sollten wir uns bemühen, negativen Emotionen unter Kontrolle zu bekommen. Die meisten Menschen verfügen über soviel Selbstkontrolle, dass sie nicht gewalttätig handeln. Das Gebot von Ahimsa geht aber tiefer und verlangt auch Kontrolle darüber, nichts Negatives oder Aggressives in Worten (oder im Ton) auszudrücken. Verbale Gewalttätigkeit, Verurteilungen und Herabsetzungen sind zeitweise mächtiger und schmerzhafter als physische Gewalt, vor allem wenn sie über einen längeren Zeitraum hinweg ausgeübt werden. Achtsamkeit und Zurückhaltung sind hier die obersten Gebote, denn wir verletzen sowohl durch Unkenntnis wie auch durch Ignoranz. Ein indischer Spruch besagt:

> Achte darauf, was du in deinen Mund beförderst (= Ernährung) und was aus ihm herauskommt (= Achtsamkeit der Worte).

Auch unsere negativen und abschätzigen Gedanken können von anderen Menschen unbewusst wahrgenommen werden und verletzen. Emotionen sind Zustände der Bewusstseinsenergie, sie werden ausgestrahlt und bilden ein Energiefeld, das die nahestehenden Menschen und Wesen beeinflusst. Verletzungen in diesem Bereich sind möglicherweise nicht deutlich sichtbar oder sofort bemerkbar, aber doch vorhanden. So verlangt Ahimsa auch auf gedanklicher Ebene Gewaltlosigkeit, damit nicht einmal der Samen für gewalttätige Sprache oder Taten gesetzt wird.

Patanjali beschreibt die Wirkung dieses Yama so:

> YS II.35
> Ist ein Yogi tief in der Gewaltlosigkeit verwurzelt, dann verzichtet seine Umgebung auf Feindseligkeit.

Wer also Gewaltlosigkeit ausstrahlt, wird auch keine aggressiven Reaktionen bei anderen Menschen auslösen. Er kann natürlich immer noch zum Opfer von Gewalt werden, doch er wird keine gewalttätigen Impulse aktiv provozieren.

Ebenso wichtig ist es, negative Emotionen nicht zu schlucken und zu unterdrücken. Das kann auf lange Sicht psychische oder physische Schäden bei einem selbst hervorrufen. Wir sollten lernen mit unseren negativen Emotionen angemessen umzugehen und nicht spontan auf ihre Impulse hin zu handeln. Sie müssen ausgedrückt werden, aber ohne dabei neue Verletzungen zu verursachen.

Dieses Yama gilt selbstverständlich auch in der Yogapraxis. Wir dürfen z.B. unseren Körper nicht in Positionen zwingen, zu denen er noch nicht fähig ist. Der Körper hat seine eigenes Tempo und man muss seine Grenzen respektieren, um Verletzungen zu vermeiden und Fortschritte nicht zu behindern.

## 2. Satya: Nicht-Lügen, Aufrichtigkeit, Kommunikation der Wahrheit

Dieses Yama verlangt, dass das Gedachte mit dem Gesagten übereinstimmt und dieses wiederum mit unserer Handlung. Eine hilfreiche Richtlinie ist, wahre positive Dinge zu sagen und wahre negative Dinge für sich zu behalten.

Satya bezeichnet "Wahrheit" oder "nicht-lügen", es ist aber nicht das Sanskrit-Wort für absolute Wahrheit.[53] Satya auszuüben bedeutet wahrhaftig in unseren Gefühlen, Gedanken, Worten und Taten zu sein. Es verpflichtet, ehrlich mit uns selbst und Anderen zu sein, aber nicht dazu, immer und überall die absolute Wahrheit zu verkünden.

Patanjali beschreibt das Ergebnis dieses Yamas folgendermaßen:
> YS II.36
> Ist eine Handlung des Yogis in der Wahrheit verankert, dann wird die Frucht (= das Ergebnis) dieser Handlung seinem Willen entsprechen.

Wenn wir an der Wahrheit festhalten, wird das Ergebnis unserer Handlungen das beabsichtigte sein. Wenn wir dasselbe mit Lügen versuchen, ist das Ergebnis zweifelhaft und unkontrollierbar. Wir benötigen die Wahrheit, um so problemlos wie möglich durch unser Leben navigieren zu können. Wenn wir die Realität als eine Karte sehen, dann finden wir unseren Weg besser, je mehr die Wegmarkierungen auf wahren Fakten beruhen, während falsche uns in die Irre führen. Je genauer und klarer unsere Lebenskarte ist, desto einfacher finden wir uns zurecht. Wenn wir aufgrund von falschen Informationen durchs Leben wandern, können wir verloren gehen oder in eine Sackgasse geraten. Wir müssen diese Realitätskarte immer wieder überprüfen, aber auch auf die

Wahrhaftigkeit der Aussagen Anderer vertrauen, da wir nicht jedes Detail selbst überprüfen können.

Werden wir angelogen, so erzeugt das Irritation, Verwirrung und Probleme. Lügen wir jemanden an, erzeugen wir eine Illusion und somit eine falsche Markierung in der Realitätskarte des Anderen. Handelt der nun aufgrund falscher Angaben, dann wird mit hoher Wahrscheinlichkeit das geplante Ergebnis nicht zustande kommen und Schaden entstehen. Eine Lüge belastet das zwischenmenschliche Verhältnis und vergrößert die Distanz zwischen den Menschen. Harmonie und Vertrauen sind dann nicht mehr möglich. Wird unsere Lüge entlarvt, dann wird unser Vertrauensbruch offensichtlich und wirkt verletzend auf andere. Auch wenn unsere Lüge nicht entdeckt wird, leben wir in Angst und Unruhe darüber, dass das geschehen könnte. Der Geist kann auf diese Weise nicht in einen Zustand dauerhaften Friedens kommen.

Kleine Kinder können nicht lügen. Sie glauben, dass die anderen Menschen genau dasselbe Wissen und die genau dieselben Gefühle wie sie selbst haben. Erst etwa ab dem Alter von drei Jahren verstehen sie, dass dem nicht so ist, und dass die Möglichkeit besteht, etwas zu wissen, was der andere nicht weiß. Nur diese Erkenntnis ermöglicht Lüge und Täuschung. Das ist nicht früher möglich, weil erst dann das Gehirn weit genug entwickelt ist, um diese umfassende und anspruchsvolle Leistung zu vollbringen. Lügen erfordert eine Höchstleistung des Gehirns, es verlangt Vorausplanung, Einfühlungsvermögen und Vorstellungskraft. Deshalb ist Lügen anstrengend und stressig, der Geist ist hochaktiv und weit weg vom einem Zustand der inneren Ruhe.

Man muss zwischen zwei Arten von Lügen unterscheiden. Es gibt die egoistische Lüge, die zum eigenen Vorteil eingesetzt wird oder um Schmähung zu verhindern. Dann gibt es die soziale Lüge, die man benutzt, um jemanden zu schützen oder weil man jemandes Gefühle nicht verletzen will. Studien zeigen, dass die soziale Lüge weniger anstrengend ist als die egoistische Lüge. Auch lügt man Fremde leichter an als nahestehende und geliebte Menschen, weil hier die Gefahr zu hoch ist, Vertrauen zu zerstören.

Satya wendet sich also dezidiert gegen die egoistische Lüge, verlangt aber auch Sachlagen nicht zu beschönigen, Täuschungen zu vermeiden und keine Versprechungen abzugeben, die nicht zu halten sind. So sollte man auch immer wieder seine Lebensführung hinterfragen, um festzustellen, ob sie einem wirklich entspricht, oder ob man sich selbst über gewisse Dinge (wie z.B. Unzufriedenheit in Beziehungen oder Beruf) hinwegtäuscht. Sich selbst zu belügen ist ebenso wenig hilfreich und verlängert unnötig schmerzhafte Zustände, die den Geist belasten und in Unruhe versetzen.

### 3) Asteya: Nicht-Stehlen oder Nicht-Festhalten

Diebstahl wird in allen Kulturen als unrechtmäßig angesehen. Man sollte niemals nehmen, was einem nicht gehört. Es wird angeraten, das Verlangen nach Dingen, die andere besitzen, zu zügeln, weil sonst der Geist in einem Zustand der Unzufriedenheit verhaftet bleibt. Abgesehen von dem Schmerz, der beim Bestohlenen verursacht wird, erinnert ein gestohlener Artikel den Dieb auch immer an seinen unrechtmäßigen Erwerb, sein Geist kann nicht in Frieden leben.

Dazu gehört z.B. auch keine Steuer zu hinterziehen, keine Raubkopien herunterzuladen und kein ungerechtfertigtes Arbeitslosengeld zu beziehen. Selbst wenn man aus Unachtsamkeit zu spät kommt, dann stiehlt man dem Anderen die Zeit. Patanjali beschreibt die Wirkung dieses Yamas so:

> YS II.37
> Ist der Yogi im Nicht-Stehlen verankert, dann stellt sich Reichtum ein.

Mit Reichtum sind hier nicht materielle Dinge gemeint. Wenn sich jemand nicht am Eigentum anderer bereichert, dann werden die Menschen dieser Person vertrauen und ihr die Betreuung ihres Eigentums und Reichtums anvertrauen. Diese Person erhält dann die wirklich kostbaren Güter wie Vertrauen und Loyalität.

### 4) Brahmacharya: Mäßigung, Beherrschung

Wörtlich bedeutet *brahman-acharya*[54] "Brahman zu folgen" und wird auch mit "sich in die Richtung des höchsten Wissens bewegen" übersetzt. Brahman verkörpert hier das Ideal, dem wir nachzueifern versuchen.

Dieses Yama mahnt generell an, mit seinen Energien sorgsam umzugehen und Extreme zu vermeiden, wie z.B. in der Sexualität, mit Drogen oder beim Einkaufen, um nur einige Beispiele zu nennen. Nur wer mit seinen Energien richtig haushaltet, gelangt an das höchste Ziel. Schon der griechische Philosoph Aristoteles vertrat die Lehre der "goldenen Mitte". Er war der Meinung, dass Glückseligkeit für einen Menschen nur dann möglich sei, wenn er die richtige Mitte zwischen Übermaß und Mangel zu treffen verstehe. Patanjali vertritt eine ähnliche Ansicht.

> YS II.38
> Ist der Yogi in Mäßigung verankert, erwirbt er große (Lebens-) Kraft.

Extremes Verhalten schwächt Körper und Geist. Wir wissen, wie furchtbar sich ein Kater nach einer durchzechten Nacht anfühlt, oder wie wir Kopfschmerzen bekommen, wenn wir zu lange auf einen Bildschirm starren. Mäßigung und Beherrschung sind die richtigen Werkzeuge, um zu innerer Ausgeglichenheit zu finden. Zwar kann man ein Glas Wein zum Abendessen trinken, wer jedoch jeden Abend eine Flasche leert, hat ein Problem, das früher oder später Leiden verursacht.

Die Bhagavad Gita beschreibt dies so:

BG VI.16
Yoga ist nicht für den, der zu viel isst oder überhaupt nichts isst. Es ist nicht für den, der zu viel schläft oder überhaupt nicht schläft.

Mit zu viel Essen ist hier nicht nur die Nahrungsaufnahme gemeint, sondern jede Art von Nahrung, die wir unseren Sinnen zuführen, ganz gleich, ob das nun zu viel Zucker oder zu viel Fernsehen ist. "Schlafen" bildet hier auch eine Metapher für soziale Kontakte. Wenn man niemals allein oder sehr viel allein ist, führt das zu einer inneren Unausgeglichenheit und möglicherweise zu psychischen Problemen.

In einigen Yogatraditionen wird dieses Yama mit dem Gebot nach dem Zölibat ausgelegt, da Sexualität und intime Beziehungen häufig problematisch sind und uns viel Energie und Kraft kosten können. Die Konzentration auf die spirituelle Entwicklung kann dadurch beeinträchtigt werden. Ein in diesem Sinn lebender Yogi versucht, die sexuelle Energie in spirituelle Energie umzuwandeln. Diese Vorgehensweise erfordert äußerst viel Disziplin und Willenskraft und ist sicher nicht für jedermann geeignet.

### 5) Aparigraha: Nicht-Begehren

Aparigraha spricht die Habsucht und Gier an, die wir alle in uns tragen. Wir sind neidig auf das, was andere haben, und wir wollen das haben, was der andere besitzt, sei es nun ein Haus, einen tollen Beruf oder einen Partner. Diese Einstellung verursacht innere Unruhe und negative Gedanken.

Auch in der Yogaklasse sind wir oft neidisch darauf, was ein anderer Student zustande bringt. Unsere eigenen Möglichkeiten erscheinen uns nicht ausreichend und nicht selten führt das zu Frustration und Selbsthass. Statt unsere körperlichen Grenzen als Mittel der Selbsterkenntnis anzusehen und zu respektieren, fühlen wir uns minderwertig und sind neidisch auf andere. Erforschen wir jedoch die Motive unseres Neides, dann lernen wir sehr viel über uns selbst und können die Gier schließlich loslassen.[55]

Sehr oft begehren wir materiellen Besitz. Um mehr und mehr Eigentum zu erlangen, wenden wir viel Zeit und Energie auf. Und wenn wir kostspielige Dinge besitzen, dann ist wiederum viel Zeit und Energie für dessen Schutz und Erhalt notwendig, und wir leben in einer wachsenden Angst vor dessen Verlust.

Leo Tolstoi lässt in seiner Erzählung "Der Leinwandmesser" (1886) ein geschundenes Pferd sagen:

> Die Menschen trachten im Leben nicht danach zu tun, was sie für gut halten, sondern danach, möglichst viele Dinge **mein** zu nennen.

Genau davon rät Yoga ab. Jeder Lottogewinner wird bestätigen, dass großer Reichtum nicht automatisch mit Zufriedenheit und Glück einhergeht, sondern sehr oft das Gegenteil bewirkt. Wer reich an Dingen und Geld ist, sollte diesen Reichtum mit ärmeren Menschen teilen. Im Islam wird z.B. vorgeschrieben, dass der Gläubige zehn Prozent seines Besitzes an arme Menschen spenden soll. Auf diese Weise wird der Reichtum in einer Gesellschaft besser verteilt.

In Indien sagt man:
> Sei dem Bettler dankbar, dass er dir die Chance gibt, das Geben zu üben.

Oft leben Menschen in dem Glauben, ihnen sei vom Schicksal nicht das gegeben worden, was ihnen zusteht, und sie empfinden dies als Ungerechtigkeit. Der Gedanke, dass wir im Verhältnis zu dem, was wir geben, nicht genug bekommen, ist oft der Grund für Gier. Selbst wenn wir nicht bekommen, was wir haben wollen, sollten wir uns fragen, ob wir das Gewünschte wirklich benötigen. Man hat vielleicht nicht immer alles, was man sich wünscht, aber meistens bekommt man, was man gerade braucht. Hier kann man sich englische Pop-Poetik der Rolling Stones zu eigen machen:
> Du kannst nicht immer bekommen, was du willst, aber wenn du es versuchst, dann könnte es sein, du bekommst, was du brauchst.[56]

Es ist auch nicht nötig, störrisch an Dingen festzuhalten, die nicht zum unmittelbaren Überleben notwendig sind. Was auch immer verloren geht, macht Platz für etwas Neues. Was man nicht besitzt, kann einen auch nicht belasten und den Geist beunruhigen.

> YS II.39
> Ist der Yogi in Nicht-Begehren verankert, dann wächst in ihm das Wissen der Ursache und der Gründe seiner früheren und zukünftigen Inkarnationen. (= Selbsterkenntnis).

Im indischen Denken wird ebenfalls angeraten, keine Geschenke anzunehmen, denn diese verpflichten uns dem Geber und schränken unsere Freiheit ein. Wer ein Geschenk annimmt, steht in der Schuld des Schenkenden und fühlt sich verpflichtet, mindestens gleich viel zurückzugeben. Je mehr Wert ein Geschenk hat, desto höher die Verschuldung.

## II. Niyama: Selbstdisziplin, innere Disziplin

Die fünf Niyamas[57] sind Richtlinien, die beschreiben, wie wir Körper und Geist behandeln sollen, um zu innerer Harmonie zu finden.

### 1) Saucha: Reinheit
- *bahiranga*: äußere Reinlichkeit bei Kleidung und Körperpflege
- *antaranga*: innere Reinlichkeit, gepflegt durch Asana und Pranayama (körperlich) und Meditation (geistig)

In westeuropäischen Ländern ist ein hoher Hygienestandard selbstverständlich. Häuser, Straßen und Kleidung sind normalerweise sauber und ordentlich. Wir haben die Möglichkeit, uns täglich zu waschen und den Müll ordnungsgerecht zu entsorgen. Ebenso selbstverständlich wie die äußere Sauberkeit sollte die innere Reinlichkeit sein.

Das fängt bereits mit der Nahrung an, die wir unserem Körper zuführen. Je mehr Schadstoffe (z.B. tierische Fette, große Mengen Kohlenhydrate, Zucker oder künstliche Stoffe) die Nahrung enthält, desto stärker wird der Körper, und hier vor allem die Organe belastet. Das kann dazu führen, dass der Körper weniger Kraft hat, Krankheitserreger abzuwehren. Große Mengen Alkohol, Nikotin und stark gewürzte Speisen beeinträchtigen ebenfalls die geistige Klarheit und belasten uns psychisch und physisch. Daher sollte man auf vollwertige und natürliche Ernährung Wert legen

und vor allem nicht zu viel essen und nebenher naschen.
Ebenso wichtig wie gesunde Lebensmittel ist die geistige Nahrung. Unser Geist wird sich mit den jeweiligen Inhalten beschäftigen, die wir ihm zuführen. Wenn jemand z.B. ein Buch über Yoga liest, dann hinterlässt dies andere Eindrücke im Gehirn als ein Krimi. Ein Mantra wird eine beruhigendere Wirkung auf den Geist haben als Punk-Musik. Wir können uns besser konzentrieren, wenn der Geist nicht von zu viel geistigem "Junkfood" übersättigt wird. Damit ist nicht gesagt, dass man sich niemals die Nachrichten ansehen soll oder kein Computerspiel spielen darf, jedoch sollte der Umfang des Konsums gemäßigt sein (siehe 4. Yama Mäßigung). Es ist ratsam darauf zu achten, welche Art und welche Mengen von geistiger Nahrung man dem Geist tagtäglich alleine durch das Fernsehen oder das Internet zuführt, und dementsprechend sollte man eine sorgsame Auswahl treffen.

In der Yogaklasse wird Saucha ausgeübt, indem man nach der Stunde seine Matte ordentlich wegräumt und den Bereich anderer Studenten respektiert (z.B. nicht über deren Matte läuft). Mit dem Reinhaltegebot stellen wir sicher, dass die Energie um uns herum sauber und geschützt ist.

Auf physischer Ebene wird durch die Körper- und Atemübungen (Asanas und Pranayama) Hitze erzeugt, die die Verunreinigungen im Körper verbrennt, und durch die verstärkte Blutzirkulation werden mehr Schlackstoffe und Abfallprodukte ausgeschieden.

YS II.41
Die Reinigung des inneren Wesens bringt Frohsinn, hohe Konzentrationsfähigkeit, die Beherrschung der Sinne und die Fähigkeit zur Selbsterkenntnis hervor.

Nur ein gereinigter Körper und Geist können zu geistiger Klarheit kommen. Dieses Niyama lehrt uns neben Hygiene auch Aufmerksamkeit und Respekt.

**2) Santosha: Zufriedenheit, Genügsamkeit**

Santosha bezeichnet die Wertschätzung der Dinge, die einem gegeben sind. Wenn wir uns nur einmal am Tag vergegenwärtigten, was wir alles an materiellen und geistigen Werten besitzen, dann ist es einfach, sich zufrieden und sogar glücklich zu fühlen.

YS II.42
Aus Zufriedenheit erwächst ein Zugewinn an höchstem Glück.

Gerade in der sogenannten "westlichen" Welt sind wir mit materiellen Werten üppig gesegnet. Nur wenige Menschen in Westeuropa und Nordamerika hungern oder sterben an unbehandelten Krankheiten. Fast alle haben ein Dach über dem Kopf, aus den Leitungen fließt trinkbares Wasser, und es gibt immer Strom für Licht und Wärme. Die meisten Menschen verdienen durch ihre Arbeit genug Geld, um sich und ihre Familien zu ernähren, oder sie werden vom Staat finanziell unterstützt. All diese Dinge sind auf anderen Kontinenten für eine breite Bevölkerungsschicht nicht selbstverständlich. In den Urlaub fahren, ein Auto zu besitzen oder auch nur einen Staubsauger ist im Grunde genommen schon Luxus. Diese Dinge machen unser Leben einfach und bequem, und ihre Selbstverständlichkeit lässt uns ihren Wert vergessen. Stattdessen verbringen wir viel Zeit damit, uns darüber zu beklagen, was wir alles nicht haben. Neben materiellen Dingen haben wir Freunde und Familie und oft auch Arbeit, die unseren Lebensunterhalt sichert. All diese Dinge sind nicht selbstverständlich, doch oft werden wir uns ihrer erst dann bewusst, wenn wir sie verloren haben. Auch wenn es manchmal Konflikte gibt, so sind Freunde, Familie und Arbeit doch wichtige Bestandteile unseres Lebens, die zu einer zufriedenen und sicheren Existenz beitragen, und die wir wertschätzen sollten.

In der Yogapraxis ist es wichtig, unsere Grenzen zu respektieren und mit dem Erreichten zufrieden zu sein. Wer Körper und Geist überanstrengt, wird sich selbst Verletzungen zufügen und auf dem Yogaweg zurückgeworfen werden.

Dieses Niyama lehnt aber die passive Akzeptanz aller gegebenen Umstände ab, da sie uns unfähig für Veränderungen machen würde. Unerträgliche oder unglückliche Zustände müssen verändert werden, denn sie halten den Geist in Unruhe und machen den Körper krank.

### 3) **Tapah: Ausdauer, Enthusiasmus**

Yoga empfiehlt, Körper und Geist hin und wieder einer tiefer gehenden Reinigung zu unterziehen und aus dieser Erfahrung neue Kraft zu schöpfen. Dazu können spezielle yogische Reinigungstechniken, wie die *shatkarmas*[58] benutzt werden, die in der Hatha Yoga Pradipika beschrieben sind. Die meisten dieser Reinigungsübungen sind für Menschen aus dem "Westen" ungewöhnlich und eine große Herausforderung. Es wird in den Texten darauf hingewiesen, dass sie nur angewendet werden sollten, wenn konventionelle Methoden keine Heilung bringen. Ein anderer Weg zu lernen, wie man seine Wünsche und Gewohnheiten beherrscht und nicht von ihnen kontrolliert wird, ist, diese für eine Weile aufzugeben. Zum Beispiel kann man einmal eine Woche lang nicht fernsehen oder einen ganzen Tag nicht sprechen und vielleicht auch nur drei Zigaretten pro Tag rauchen anstatt eine ganze Packung. Eine schmerzhafte oder schwierige Erfahrung gibt uns die Möglichkeit, loslassen zu lernen. So können wir schlechte Gewohnheiten und Süchte besser beherrschen und mit der Zeit vielleicht sogar aufgeben. Jede Art von Sucht kann nur mit einer gehörigen Portion Tapah überwunden werden. Auf jeden Fall entwickeln wir bei diesem Prozess ein besseres Selbstverständnis. Die höchste Form von Tapah ist die Atemregulierung (siehe Abschnitt IV. Pranayama).[59] Weiters gelten in der Yogatradition Fasten und Schweigen als segensreich. Beides kann heilsam sein und uns helfen, nicht so stark vom sinnlichen Vergnügen abhängig zu sein. Die Fastenvorschriften verschiedenster Religionen zielen genau darauf ab. Wir können unsere Wünsche dann kontrollieren, wenn wir zufrieden sind, auch ohne sie ständig befriedigen zu müssen. Auf diese Weise kann der Geist ausgeglichen bleiben, auch wenn die Sinne heftig nach etwas verlangen. Das heißt nicht, dass man für immer auf jedes sinnliche Vergnügen verzichten muss. Mäßigung (siehe 4. Yama) ist auch hier das Schlüsselwort.

Die Loslösung (siehe auch Kapitel IV, Prinzip Vairagya) hat man dann erlernt, wenn keine Gier oder der Wunsch nach den Objekten der Sinnesbefriedigung mehr besteht, und man sich keinen Zwang mehr auferlegen muss, um darauf verzichten zu können. Für den Zustand des Samadhi ist es notwendig zu lernen, von den Versuchungen unberührt zu bleiben, und die Kontrolle über unsere Sehnsüchte zu erlangen, ohne etwas zwanghaft zu unterdrücken.

> YS II.43
> Das innere Feuer (= tapah) zerstört die Unreinheit und ermöglicht eine Vollkommenheit (vollkommene Beherrschung) des Körpers und der Sinnesorgane.

Mit Tapah ist ebenfalls die Glut des Vorsatzes gemeint, die Leidenschaft, die einem den Antrieb zur notwendigen Arbeit im Leben gibt. Nur Begeisterung und Selbstdisziplin bringen uns dem Ziel näher und verhindern, dass wir zu früh aufgeben. Der erste Muskelkater sollte uns nicht daran hindern, weitere Yogastunden zu besuchen. Wenn man frustriert ist, weil man nach sechs Monaten immer noch nicht seine Zehen berühren kann, dann muss man das akzeptieren (siehe 2. Niyama Saucha), aber auch konsequent und vorsichtig weiter üben. Körperliche Blockaden und Einschränkungen sind temporär und eine regelmäßige Praxis beseitigt sie. Gibt man bei der ersten Schwierigkeit auf, dann verändert sich nichts oder der gegenwärtige Zustand verschlechtert sich sogar.

4) **Swadhjaya: Selbststudium, Selbsterforschung**

Svadhyaya[60] ist im Wesentlichen Selbsterforschung. Oft halten wir unser Ego für unser wahres Selbst und wir sind uns vieler Dinge, die wir tun, gar nicht bewusst. Man sollte des öfteren inne halten und sich fragen: Wer bin ich? Was ist mein Ziel? Wie fühle ich mich? Wie reagiert mein Körper darauf?
Jede Yogatechnik unterstützt dieses Selbststudium. Durch die Yogapraxis lernen wir, sehr viel aufmerksamer auf unseren Körper zu hören und den tatsächlichen Zustand unseres Geistes wahrzunehmen. In einer Yogaklasse übt man dies, indem man aufmerksam nach innen schaut, während man z.B. eine Position hält oder eine Atemübung macht. Man erforscht den Körper und seine Reaktionen. Auch kann man sorgsam beobachten, wie der Geist auf verschiedene Anreize reagiert. So nimmt man

Veränderungen wahr, erspürt Blockaden und kann Gefühlen auf den Grund gehen. Auf diese Weise erkennt man seine Grenzen, wird sich seiner Stärken und Schwächen bewusst, und lernt sie anzunehmen. Man tritt aus dem Wettbewerb mit anderen Menschen heraus und definiert sich aus sich selbst heraus und nicht durch andere. Bestätigung von außen ist dann nicht mehr notwendig, man findet diese in sich selbst.

> YS II.44
> Aus dem Selbststudium erwächst die Verbindung mit dem persönlichen Ideal.

Dieser Ansatz fördert nicht nur die Selbsterkenntnis, sondern beugt auch körperlichen Verletzungen vor. Wenn wir uns bewusst sind, was wir in der Praxis tun, und wie wir es tun, dann können wir verhindern, uns selbst zu weh zu tun.

Andere Formen von Selbststudium sind zum Beispiel ein Tagebuch zu führen, eine Therapie zu machen oder sich ganz einfach mehr Zeit für sich selbst zu nehmen. Wer den wahren Grund für die eigenen Gefühle und die realen Motive für seine Handlungen kennt, kann seine Probleme leichter handhaben und der Umwelt entspannter begegnen. Sich selbst besser zu verstehen, führt zu einem erhöhten Verständnis anderer. Intensive Selbsterforschung fördert Toleranz, spirituelle Entwicklung, erweitert den geistigen Horizont und trägt schlussendlich dazu bei, in Frieden mit uns selbst und mit der Welt zu leben.

Dieses Niyama empfiehlt darüber hinaus das Studium heiliger und weiser Bücher. Dazu können Bücher wie z.B. die Bibel, die Sprüche des Konfuzius, der Koran, die Thora oder die Bhagavad Gita herangezogen werden. Die Auseinandersetzung mit dem Wissen, das Menschen vor uns erlangt haben, fördert die Erkenntnis über uns selbst. Das spart Zeit und Energie, weil wir uns dieses Wissen nicht selbst durch eigene Erfahrung aneignen müssen.

Die dritte Ebene des Selbststudiums ist die Erforschung der eigenen Familiengeschichte. Zu wissen woher wir kommen und was unsere Vorfahren erlebt und erlitten haben, erhöht unser Selbstverständnis und auch das Verständnis von Familienkonflikten. Die Familie ist für jeden Menschen prägend und man kann durch Familienforschung zu mehr Harmonie und Toleranz im Umgang mit seinen nächsten Verwandten finden.

**5)　Ishwra Pranidhana: Demut, Hingabe, Lebenshaltung der Akzeptanz**

*Ishwra Pranidhana*[61] regt an, das anzunehmen, was auch immer das Schicksal uns in den Weg legt. Wenn man darauf vertraut, dass alles, was einem geschieht, zu etwas gut ist, und man darin die Möglichkeit sieht, zu lernen und zu wachsen, dann kann man schmerzvolle Erlebnisse besser und schneller verarbeiten. Schmerz und Leid treten dann auf, wenn entweder ein unerwünschtes Ergebnis unserer Handlung eintritt oder gar keins zustande kommt. Wenn wir jedoch jedweden Ausgang eines Ereignisses akzeptieren können, dann entsteht dieser Schmerz nicht mehr. Wir sollten neue Dinge in unserem Leben willkommen heißen, auch wenn sie vielleicht nicht immer angenehm sind. Ein ewig glücklicher Zustand würde niemals zu einer Veränderung und Entwicklung führen, und wir hätten damit auch keine Möglichkeit spirituell zu wachsen. Probleme und deren Lösung verhelfen uns zu einem tieferen Verständnis von uns selbst und der Welt.

Das Gebet der Anonymen Alkoholiker illustriert dieses Niyama sehr gut:

> Gott, gib mir die Gelassenheit,
> Dinge hinzunehmen, die ich nicht ändern kann,
> den Mut, die Dinge zu verändern, die ich ändern kann,
> und die Weisheit, zwischen beidem zu unterscheiden.

Dieses Niyama rät uns, einfach zu vertrauen. Es spricht von dem Glauben, dass alles zusammenhängt und in sich einen Sinn ergibt. Religiöse Yogatraditionen beschreiben das Niyama als absolute Hingabe an das Göttliche. Wenn wir glauben, dass jemand oder etwas größer ist als wir, dann erlangen wir eine demütigere Perspektive von uns selbst, und das Ego hält sich nicht mehr für omnipotent. Wir bringen dadurch mehr Respekt für andere Menschen und unsere Umwelt auf.

Patanjali sagt, dass Samadhi nur durch eine solche Demut und Hingabe erreicht werden kann.

YS II.45
Das Meistern der tiefen Versenkung (= Samadhi) erwächst aus der Hingabe.

Diese Hingabe und Demut verhindert eine Aufblähung des Egos. Das ist notwendig, weil die außergewöhnlichen Fähigkeiten, die manche Menschen durch die Yogapraxis gewinnen, dazu führen können, dass sie sich anderen Menschen gegenüber überlegen fühlen. Durch den Einfluss, den sie über andere Menschen gewinnen können, kommt es immer wieder vor, dass sie ihre Macht für egoistische Zwecke ausnutzen, z.B. wenn ein Lehrer eine Schülerin sexuell bedrängt und belästigt. Patanjali beschreibt einige dieser "speziellen Kräfte"[62] im dritten Kapitel der Yoga Sutras und warnt eindringlich davor, diese zu selbstsüchtigen Zwecken zu missbrauchen.

## III. Asanas -Körperübungen

Im Buddhismus wird der Körper als ein Vehikel angesehen, das uns durch das Leben transportiert. Selbstverständlich wollen wir dieses Transportmittel in bestmöglichem Zustand halten, damit es uns keine Probleme verursacht oder gar in der Mitte der Reise stehen bleibt. Die Yogapositionen werden geübt, um den Körper gesund zu machen und gesund zu erhalten.

> HTP I.19
> Als erster Teil des Hatha Yogas werden Asanas zuerst beschrieben. Sie werden geübt, um eine stabile Körperhaltung, Gesundheit und Leichtigkeit des Körpers zu erlangen.

Asana bedeutet "Einschränkung der Bewegung". Der Körper nimmt eine harmonische Position ein, die dann eine gewisse Zeit lang[63] statisch gehalten wird. Die in zahlreichen Variationen möglichen Positionen erfordern und fördern unterschiedlich stark verschiedene Fähigkeiten wie Standfestigkeit, Flexibilität, Kraft und Gleichgewichtssinn. Bei konsequenter Ausführung verhilft die physische Yogapraxis zu mehr Lebensfreude und Beweglichkeit, zu mehr geistiger und körperlicher Ausdauer und zu einer erhöhten Widerstandsfähigkeit gegen Krankheiten.

Evolutionsgeschichtlich wurde unser Körper dahingehend entwickelt, sich mindestens drei Stunden pro Tag zu bewegen. In unserem modernen Lebensstil sind wir aber oft gezwungen lange still zu sitzen. Das trägt zu vielen Zivilisationskrankheiten, körperliche Beschwerden und psychischem Unwohlsein bei. Wissenschaftliche Studien zeigen auf, dass jede sportliche Betätigung einen positiven Einfluss auf den Hormonhaushalt und auf das Immunsystem hat. Körperliche Aktivität beeinflusst Hormone wie Östrogen oder Insulin, wirkt gegen Entzündungen und kann Übergewicht reduzieren. Es hat sich gezeigt, dass Frauen weniger an postnatalen Depressionen leiden, wenn sie während der Schwangerschaft körperlich aktiv sind. Bei vielen Heilmethoden wie der Krebsbekämpfung oder Osteoporose wird körperliche Bewegung als Teil einer unterstützenden Therapie empfohlen. Wer regelmäßig Sport treibt, spürt oft, wie der Körper dabei Endorphine freisetzt, die zu allgemeinen Wohlbefinden und einer positiven Selbstwertschätzung beitragen. Nach dem Sport fühlt man sich nicht unbedingt besser, hört aber auf, sich schlecht zu fühlen.

Die Wirkungen der Asanas gehen noch tiefer als die von normaler sportlicher Aktivität. Durch das Halten des Körpers in einer Yogaposition wird auf bestimmte Körperteile Druck ausgeübt und dadurch die Durchblutung an dieser Stelle gefördert, wenn der Druck wieder gelöst wird. Mit Hilfe der vertieften Atmung (siehe Abschnitt IV. Pranayama, Ujjayi-Atmung) verbessert sich die Versorgung mit sauerstoffreichem Blut, das den Stoffwechsel und die Verdauung anregt und die Organe kräftiger durchblutet. In der Folge werden die Körperzellen besser mit Nährstoffen versorgt und Abfallstoffe rascher abtransportiert. Eine tief greifende Regeneration des Körpers findet statt, was erklärt, warum hochbetagte indische Yogis oft erstaunlich jung aussehen. Die spezielle Atmung sorgt auch dafür, dass man sich nach einer Yoga-Stunde nicht nur ruhig und ausgeglichen fühlt, sondern ebenso kraftvoll und energiegeladen.

Mit zunehmendem Alter, aber auch durch eine ungesunde Lebensweise, verlieren die Gefäße an Elastizität und können sich verengen. In der Folge kommt es zu Durchblutungsstörungen, die zu Arterienverkalkung (Arteriosklerose) führen können. Die Praxis von Asanas wirkt dem entgegen, auch werden Muskeln und Sehnen gestärkt und gedehnt, die Muskulatur bleibt bei regelmäßiger Praxis bis ins hohe Alter geschmeidig und leistungsfähig. Die gesundheitsfördernden Effekte der Yogaübungen werden bei der sogenannten Yoga Therapie gezielt für Heilungsprozesse und zur Symptomlinderung von Krankheiten eingesetzt.

Jede Position bezieht den gesamten Körper mit ein, so wird – anders als bei vielen Sportarten – kein Teil der Muskulatur oder des Knochenbaus überanstrengt oder unterfordert. Die Übungsabfolge kann je nach Zielsetzung variiert werden, doch sollte man hier auf Ausgewogenheit achten. So übt man eine asymmetrische Übung wie eine Balanceposition immer auf beiden

Seiten. Wird der Körper längere Zeit in die eine Richtung gedehnt, dann folgt darauf eine "Gegenposition", die den Körper in die andere Richtung streckt. Die Übungsserien können je nach Niveau und Interesse mehr sportlich-dynamisch oder mehr meditativ-entspannend gestaltet werden.

Zwei Qualitäten heben Asanas von Gymnastik oder Akrobatübungen ab:

> YS II.46
> Die Körperhaltung muss stabil und bequem sein.

Eine Yogaposition ist nur scheinbar still, in Wirklichkeit herrscht ein Gleichgewicht der Kräfte. So werden zum Beispiel in einer Dreiecksposition die Beine in den Boden gedrückt, um einen sicheren Stand zu gewährleisten.

Gleichzeitig zieht ein Arm nach oben, während der andere nach unten gedehnt wird, was Schulter- und Rückenbereich entlastet. Jede Extremität zieht in eine andere Richtung und lässt so verschiedene Kräfte auf den Körper wirken.

Stillstand und Festigkeit sind dann erreicht, wenn diese Kräfte ausgeglichen sind und ein inneres Gleichgewicht herrscht. Ist eine Kraft zu stark, die Position nicht korrekt oder der Geist abgelenkt (auch er ist eine der wirksamen Kräfte), dann fällt man aus der Position oder kämpft um sein Gleichgewicht.

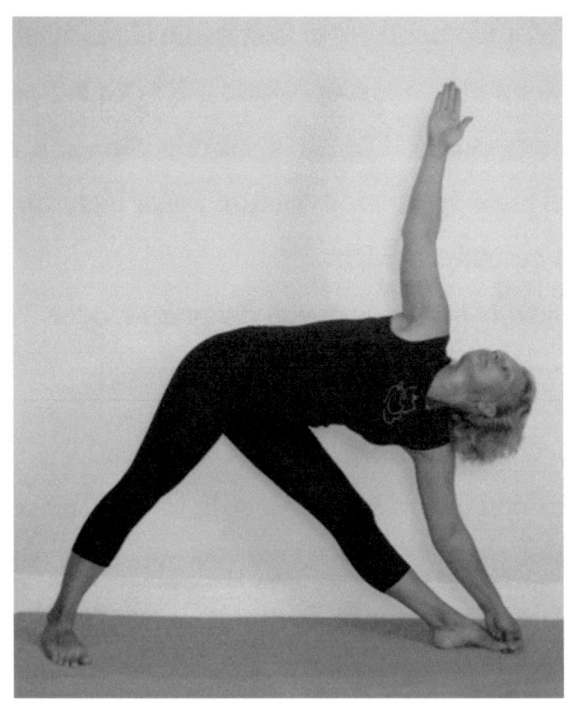

Wird eine Position korrekt ausgeführt, dann vermittelt sie uns auf der grobstofflichen Ebene des Körpers das Gefühl von Harmonie, Schönheit und Balance. Mit fortschreitender Praxis verfeinert sich das Erlernte und überträgt sich auf die feinstofflichen Ebenen wie Denken und Emotionen. Die in der Haltung erstrebte und ebenfalls mit der Zeit erlangte physische Verankerung wirkt zurück auf den Geist, man gelangt allein schon durch die körperliche Arbeit zu mehr mentaler Ruhe und Ausgeglichenheit. Die Yogaposition darf keine Schmerzen verursachen (siehe 1. Yama Ahimsa) und sollte so bequem wie möglich sein. Da Menschen unterschiedlich flexibel sind, wird dem einen leichtfallen, was der andere anstrengend findet. Es kann also bei manchen Stellungen eine Weile dauern, bis der Punkt der Bequemlichkeit erreicht ist. Doch je regelmäßiger wir über einen längeren Zeitraum hinweg üben, desto leichter können wir die Positionen halten, desto mehr Freude machen sie uns, und in der Folge gewinnen wir Selbstsicherheit aus der Beherrschung selbst schwieriger Positionen.

Meisterschaft in einer Stellung erreicht man dann, wenn man sie entspannt und ruhig halten kann und fähig ist, in ihr zu meditieren.

> YS II.47
> Die Anstrengung löst sich in Entspannung und im Eins-werden mit dem Unendlichen (= Meditation) auf.

Wenn wir eine Position meistern, verspüren wir eine tiefe Befriedigung, die uns mit Stolz und Selbstvertrauen erfüllt. Oft sind wir überrascht, welche anspruchsvollen Positionen wir schon oder noch machen können, und wir erleben eine unbekannte oder vergessene Freiheit in der körperlichen Bewegung. Die physische Arbeit in Yoga ist ein direkter Weg, unsere Möglichkeiten und Einschränkungen zu erfahren. Ebenso lehrreich ist das Nicht-Meistern einer Position, denn daran erkennen wir unsere Grenzen, in physischer wie in psychischer Hinsicht. Sie machen uns deutlich, woran wir noch zu arbeiten haben.

Durch das Einnehmen und Halten verschiedener Positionen erfahren wir auch deren Qualitäten und Dimensionen. Wir werden zum Baum, zur Schildkröte, zum Helden, wir erfahren uns ganz klein und ganz groß, wir erfahren Gefühle des Fliegens ebenso wie Erdverbundenheit.

Auf diese Weise erweitern die Asanas unseren Erlebnishorizont, wir erleben und spüren uns vielleicht fremde Qualitäten und können diese in unser Erfahrungsspektrum aufnehmen, z.B. wenn ein schüchterner Mensch Kraft und Macht in der Kriegerposition erfährt. Wir setzen uns sogar mit dem Tod auseinander, wenn wir in der Schlussentspannung die Toten- oder Kadaverhaltung (= Savasana) einnehmen.

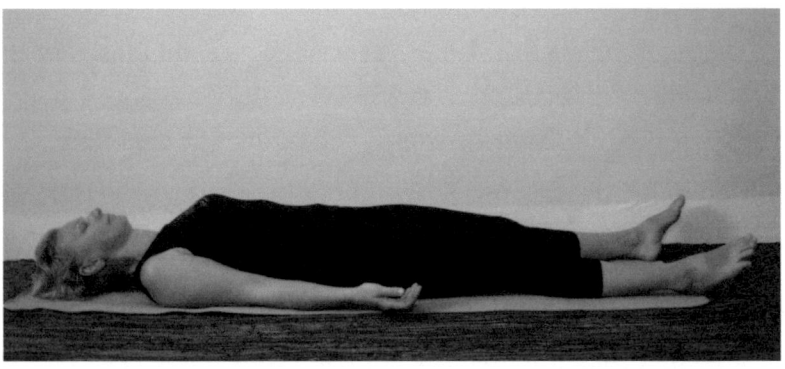

Wir üben sozusagen ein bisschen, wie es sein wird, eines Tages für immer so still zu liegen. Am Ende einer jeden Yogastunden werden wir dann entsprechend "neugeboren". In unserer Yogapraxis durchlaufen wir so gesehen viele Leben, und das Erlernte erlaubt uns, in der spirituellen Erkenntnis fortzuschreiten. In der Asana-Praxis spüren und erspüren wir unseren Körper auf einer sehr tiefen Ebene und können besser wahrnehmen, wenn ein

Problem oder gar Verletzungsgefahr besteht. Aufgrund der erhöhten Aufmerksamkeit und Achtsamkeit (siehe 4. Niyama Swadhjaya) sollte es niemals zu Verletzungen kommen. Um den Körper zu festigen und vor Verletzungen zu schützen, ist es angeraten, Bandhas zu verwenden.

**Bandhas**

Bandhas sind energetische Verschlüsse, die Prana (= Energie) im Körper halten und es in den zentralen Energie-Kanälen[64] entlang der Wirbelsäule konzentrieren. Bandhas haben einen direkten Einfluss auf das Hormonsystem. Sie senken die Atemfrequenz und fördern Ruhe und Entspannung. Andere gesundheitliche Effekte sind die Regulierung des Blutdrucks und der Herzfrequenz, die Verbesserung des Muskeltonus und die Massage des Verdauungssystems.

Wir benutzen vor allem drei wesentliche Bandhas:
**Mula Bandha** – Wurzelverschluss
Der Anusmuskel wird dabei zusammen und leicht nach oben gezogen. Dadurch erhöht sich das Volumen der Atmung, das Becken wird stabilisiert, Darm und Unterbauch werden angehoben und besser unterstützt. Der Körper ist dann weniger erdgebunden und fühlt sich leichter an.[65] Dieses Bandha ist unentbehrlich beim Springen oder dem sogenannten "Floaten" in

den Vinyasas (mehr zu Vinyasas siehe weiter unten).

**Uddiyana Bandha** - "Höhenflug"

Nach einer Ausatmung wird der Nabel in Richtung Wirbelsäule und leicht nach oben gezogen. Durch das Zusammendrücken der Organe werden Stoffwechselvorgänge stimuliert. Das Bandha stabilisiert die Körpermitte, hilft den Körper im Gleichgewicht zu halten und schützt den unteren Rücken vor Überanstrengung.[66]

**Jalandhara Bandha** – Kinnverschluss

Diese energetische Sperre stimuliert die Schilddrüse und Nebenschilddrüse und hat eine reinigende Wirkung auf Denken und Handeln. Es versiegelt die ins Gehirn geleitete Energie und hilft, sich zu konzentrieren, weil man die Aufmerksamkeit nach innen bringt. Deswegen wird dieser Verschluss gerne zur Meditation verwendet.

Um Jalandhara Bandha zu üben, sitzt man bequem mit einer aufrechten Wirbelsäule und streckt den Nacken, indem man den Kopf nach hinten und das Kinn leicht nach innen zieht. Das Kinn wird hierbei zum Brustbein gezogen und verschließt so die Kehle. Das funktioniert wie der Verschluss einer Flasche, die entweder gerade gefüllt oder geleert wurde (je nach Ein- oder Ausatmung).

Ein weiteres Mittel, um den unruhigen Geist auf den gegenwärtigen Moment konzentriert zu halten, ist die Verwendung von Dristis.

## Dristis

Das Sanskritwort *drishti* bezeichnet Sichtweise, Sehen, Sehfähigkeit und Blick. In der Ashtanga Praxis sind das Punkte, auf die wir unseren Blick konzentrieren, um den Geist zu fokussieren und die Aufmerksamkeit auf den gegenwärtigen Moment zu lenken. Dabei trainieren wir unsere Fähigkeit zur Konzentration, und wir werden nicht mehr von anderen Menschen oder Ereignissen rund um uns herum abgelenkt. Auf diese Weise wird der Geist diszipliniert, man kann nach "innen" blicken und tiefer in die Selbsterfahrung gehen. So erhöht sich auch die meditative Wirkung der körperlichen Praxis. Jede Position hat ein bestimmtes Drishti, meistens konzentriert man sich auf die Nasenspitze, was auch ein gutes Augentraining ist.

Die neun Drishtis sind:
1) *nasagrai drishti* - die Nasenspitze
2) *ajna chakra* oder *bhrumadhya drishti* - das dritte Auge oder der Raum zwischen den Augenbrauen
3) *nabi chakra drishti* - der Nabel
4) *hastagrai drishti* - die Hand
5) *padhayoragrai drishti* - die Zehen
6) *parshva drishti* - nach links oder nach rechts
7) *angushtha madyai drishti* - die Daumen
8) *urdhva* oder *antara drishti* - in den Himmel, nach oben
9) *samadrishti* - geradeaus

Dristhis helfen, die Balance zu halten, weil man den Blick auf einen bestimmten Punkt fixiert und so den Geist stabilisiert. In einer Vorwärtsdehnung unterstützen sie die Streckung der Wirbelsäule und verhelfen so zu einer korrekten Ausrichtung. In einer Rückwärtsdehnung wird der Brustbereich geweitet und man hält den Kopf aufrechter. Dristhis verstärken eine Drehung und vertiefen die Fähigkeit, sich zu konzentrieren. Darüberhinaus stimulieren sie die Energiekanäle (Nadis), die Energiezentren (Chakren) und fördert den Fluss von Prana durch den Körper.

**Vinyasa**
Vinyasas[67] verbinden die einzelnen statischen Positionen (Asana) wie Perlen einer Kette. Dabei ist es wichtig, dass die Bewegung mit dem Atem[68] synchronisiert wird, der Atem funktioniert sozusagen als Schnur, die die Kette im Inneren zusammenhält. Mit Vinyasas vermeiden wir den Aufbau von inneren Spannungen und Blockaden und halten die Energie (= Prana) im Fluss. Der Körper erhitzt sich und Verunreinigungen werden verstärkt durch Schwitzen und Atmung ausgeschieden. Ein Sonnengruß ist ein klassisches Beispiel für ein Vinyasa. Mehrere Sonnengrüße werden in vielen Yogastilen zum Aufwärmen und zur Vorbereitung auf bestimmte Asanas verwendet. Es gibt auch Yoga-Stile, die ihren Fokus auf die Bewegungsabfolge von Vinyasas richten und die Positionen selbst nur sehr kurz halten. Da aber durch das konzentrierte Halten auch die Fokussierung des

Geistes erlernt wird, sollte man dies nicht allzu sehr vernachlässigen, wenn die Praxis auf spirituelles Wachstum hin ausgerichtet ist.

Die Vereinigung dieser drei Bestandteile, Bandha, Dristi und Vinyasa, nennt man Tristana, und es sollte bei der Praxis der Ashtanga-Serien durchgehend angewendet werden.

Mit Ashtanga Yoga werden heute vor allem körperlich anspruchsvolle Übungsserien assoziiert, wobei nicht gesagt ist, dass diese Serien alleine Ashtanga Yoga ausmachen, die physische Aktivität ist ja nur ein Teil des achtstufigen Systems.

**Die Ashtanga-Serien**

Ashtanga Yoga, wie es vor allem von dem indischen Guru Pattabhi Jois als Ashtanga Vinyasa Yoga gelehrt wurde, kennt bis zu sechs verschiedene Praxis-Serien. Die körperlich anspruchsvollen Serien verbinden die an sich statischen Asanas mit den fließenden Bewegungen der Vinyasas, um so den Körper von der vorherigen Position zu entspannen und auf die nächste vorzubereiten. Diese Serien müssen langsam und mit Geduld erlernt werden. Wer unter körperlichen Einschränkungen leidet, sollte die "Erste Serie" anfangs in verkürzter und vereinfachter Form üben, bis Körper und Geist bereit sind, sich dem vollen Programm zu widmen. Ein Ashtangi praktiziert normalerweise sechs Tage die Woche, bevorzugt, aber nicht notwendigerweise, am Morgen. Die tägliche Praxis erfordert Selbstdisziplin und dient uns auch dazu, Selbstkontrolle zu erlernen. Um sich an eine tägliche Praxis zu gewöhnen, ist es Anfängern empfohlen, jeden Morgen einigen Sonnengrüßen zu machen. Dies sind zwei kurze dynamische Sequenzen, die in der sogenannten "Ersten Serie" jeweils fünfmal ausgeführt zum Aufwärmen des Körpers verwendet werden. Traditionell wurden die Positionen der Serien Schritt für Schritt unterrichtet. Wenn der Lehrer entschied, dass der Schüler so weit war, wurden weitere Positionen hinzugefügt, so dass der Übende langsam seine Stärke und Flexibilität aufbauen konnte. In den heutigen zeitgebundenen Yogastunden ist dies kaum möglich, aber dieses System ist ideal für eine häusliche Praxis. Man kann damit beginnen, einige Sonnengrüße zu machen und dann mehr und mehr Positionen hinzuzufügen, wann immer man das Gefühl dafür oder die Zeit dazu hat.

Die Erste Serie (Yoga Chikitsa = Yoga Therapie) hat zum Ziel, den Körper zu entgiften und flexibel zu machen. Sie ist für jedermann geeignet. Die zweite Serie (Intermediate Serie oder Nadi Shodana = Reinigung der Nadis) wurde von P. Jois vor allem für YogalehrerInnen empfohlen. Sie konzentriert sich auf die Reinigung und Öffnung der Energie-Kanäle und des Nervensystems. Die fortgeschrittenen Serien A, B, C und D (zusammengefasst unter dem Namen Sthira Bhaga = göttliche

Ruhe oder Stabilität) dienen Jois zufolge vor allem zu Demonstrationszwecke und sind für Menschen mit hoher körperlicher Flexibilität geeignet, die weitere Herausforderungen suchen. Auf diesem Niveau erfährt man die unbändige Freiheit des Körpers, die man normalerweise nur als Kind besitzt. Dies kann als sehr befreiend und befriedigend erlebt werden. Traditionell wurden die Serien im sogenannten Mysore Stil unterrichtet. Dabei lernt der Schüler die Serie Position für Position, wird aber nicht vom Lehrer durch die Sequenz geführt. Die Serie soll auswendig gelernt und dann im eigenen Tempo selbstständig praktiziert werden. Der Vorteil hier ist, dass jeder Schüler in seinem eigenen Rhythmus und seinem Niveau entsprechend üben kann. Die Praxis wird in Stille ausgeführt, der Lehrer hilft nur mit der nächsten Position aus oder unterstützt den Schüler durch physisch ausgeführte Korrekturen, den sogenannten "Adjustments".

In den Übungsserien wird großer Wert auf die Beweglichkeit der Wirbelsäule gelegt, in welcher das Rückenmark entlangläuft. Die Übungen haben deswegen tiefgreifende Auswirkungen, die bis ins Zentralnervensystem reichen und auf Gehirnfunktionen Einfluß nehmen. Asanas sind deswegen auch bei psychischen Probleme hilfreich, da diese sich oft in körperlicher Form äußern, z.B. durch Blockaden, verspannte Muskeln oder organischem Unwohlsein.

Bei einer regelmäßigen Yogapraxis lösen sich die physische Blockaden und Verspannungen durch die zunehmende Beweglichkeit des Körpers auf und das Nervensystem erfährt eine Harmonisierung. Selbst wenn man mit großer seelischer Belastung in eine Yogaklasse geht, hat man seine Probleme nach kurzer Zeit vergessen, da sich der Geist auf den Atem und die Übungen konzentriert. Er "vergisst" weiter über Probleme nachzudenken, weil er sich auf den gegenwärtigen Moment konzentrieren muss.

Auf diese Weise können sich Geist und Seele erholen, man gewinnt Abstand von und Klarheit über seine Probleme. Deswegen verlassen viele Menschen eine Yogaklasse entspannt und fühlen sich ausgeglichen und erfrischt. Die Probleme verschwinden nicht, aber man findet neue Kraft, sich mit ihnen auseinanderzusetzen. Der beruhigenden Effekt auf den Geist löst innere und äußere Spannungen und erlaubt eine tiefe, nicht nur körperliche Erholung.

So wie ein Bauer zuerst den Boden vorbereitet, bevor er die Samen pflanzt, so bereiten wir mit den Asanas ein optimales körperliches und geistiges Umfeld vor, damit wir in Ruhe und ohne Schmerzen zur Selbsterkenntnis kommen können. Neben dem Gesundheitsaspekt zielt das physische Training darauf ab, den Körper so fit und flexibel zu machen, dass er längere Zeit gelassen und beschwerdefrei in einer Meditationshaltung wie dem

Lotus verbleiben kann. Das Konzept des Ashtanga Yogas sieht vor, dass der Körper zuerst dahin gehend trainiert und vorbereitet wird, damit er dann die mentalen Prozesse in der Meditation optimal unterstützen kann. Die Asanas sollten ruhig, langsam und konzentriert ausgeführt werden, damit sich die Aufmerksamkeit auf die inneren Vorgänge richtet kann. Unser Geist wird dabei schon auf Fokussierung und Konzentration hin trainiert, beides wird für tiefgehende Meditation benötigt.

YS II.48
Das führt zur Unverwundbarkeit durch die Gegensätze (wie heiß-kalt, gut-böse, oben-unten, Leben-Tod, Lärm-Stille ect).

D.h. der Übende erlangt Gleichmut, während der Körper durch die Praxis geheilt und gestärkt wird. Wird die Praxis durch die Kontrolle des Atem erweitert, dann erlangen wir mit der Zeit auch Kontrolle über unseren ständig aktiven Geist, schädlichen Gewohnheiten (= Samskaras, siehe Abschnitt VIII Samadhi.) und sogar dominante Instinkte.

## IV. Pranayama – Atemübungen

Was Yoga von jeder Sportart unterscheidet, ist die Konzentration auf den Atem. Der Begriff "Pranayama" bezeichnet die bewusste Regulierung und Vertiefung der Atmung durch Achtsamkeit und beständiges Üben. Die wörtliche Übersetzung von *prana* bedeutet: das, was ununterbrochen überall gegenwärtig ist. *Ayama* bedeutet zu dehnen, zu erweitern oder (Luft) einzuziehen. Pranayama[69] meint hier die Aufnahme von Prana durch die Atmung, aber durch das Wort Yama[70] auch dessen Kontrolle.

Prana bezeichnet alle Energie im Universum. Im Yoga ist Prana, was die Elektrizität für unsere Zivilisation darstellt, diese Lebensenergie hält alles am Laufen. Die wichtigste Quelle für Prana ist die Atmosphäre. Wir absorbieren Prana durch die:
- Nervenenden in der Nasengrube (Geruch)
- Alveolen der Lunge (Atmung)
- Zunge (Essen)
- Haut (Sonne, Wärme, Licht)

Durch normales Ein- und Ausatmen, der sogenannten äußeren Atmung, wird frisches Prana und Sauerstoff in den Körper geleitet.

Über die Lungen atmen wir Sauerstoff ($O_2$) ein und Kohlendioxid ($CO_2$) aus. In der Lunge nimmt das Blut den Sauerstoff auf, und das Herz pumpt das sauerstoffreiche Blut durch den Körper. In den verschiedenen Geweben und Organen nehmen die Zellen den Sauerstoff aus dem Blut auf und gewinnen durch diese Oxidation

Energie. Diese Energie ernährt die Zelle und hält sie am Leben. Dieser Vorgang wird Zellatmung oder auch innere Atmung genannt. Bei der Verarbeitung entsteht $CO_2$, das wiederum ans Blut abgegeben und zur Lunge transportiert wird, durch die wir es ausatmen. Damit sinkt auch wieder der Anteil an gelöstem Kohlendioxid im Blut.

Die Pranayama-Übungen regen vor allem die Zellatmung an. Die Körpertemperatur erhöht sich, Abfallstoffe werden besser "verdaut" und durch Schweiß und Ausatmung ausgeschieden. Diese innerlich erzeugte Hitze wird "inneres Feuer der Reinigung" genannt, da sie auch energetische Verunreinigungen beseitigt. Der Reinigungseffekt der Übungen wirkt also sogar auf der zellulären Ebene.

Durch die Atemübungen wird verstärkt Prana in den Körper geleitet und mittels Energiebahnen – den sogenannten *nadis*[71] – im Körper verteilt. Von den gedachten 76.000 Nadis sind *ida* und *pingala* dominant: Im oberen Teil der Nase befinden sich links und rechts gehäuft Nervenzellen, die durch die Atmung aktiviert werden. Hier liegen die Ansätze von Ida und Pingala, die dann ähnlich wie eine Nervenbahn weiter entlang der Wirbelsäule bis hinunter zum Steißbein verlaufen. Um sie zu aktivieren, wird beim Yoga grundsätzlich durch die Nase geatmet.[72]

Sind Ida und Pingala ausgeglichen, gleichen sich auch alle anderen Aspekte des Körpers aus. Da Ida erfrischt und kühlt, während Pingala den Körper wärmt, kann die Körpertemperatur durch asymmetrische Übungen beeinflusst werden. Atmet man nur auf einer Seite ein, wird die entsprechende Seite des Gehirns und des Körpers aktiviert und intensiver mit Prana versorgt.

Diese Nadis haben keine physiologische Existenz,[73] wohl aber eine energetische, häufig sind sie aus verschiedenen Gründen undurchlässig. Ist die Balance z.B. durch ein blockiertes Nasenloch oder eine Verspannung gestört, dann verteilt sich die Energie ungleichmäßig im Körper. Eine Form von Pranayama - die Wechselatmung (auch Nadi Shodhana oder Anuloma-Viloma genannt) - kann in diesem Fall eine Harmonisierung wiederherstellen. Dieses Pranayama imitiert eine physiologische Aktivität. Der Körper wechselt die Aufnahme von Sauerstoff alle 1h und 50min vom linken Nasenloch zum rechten und umgekehrt, damit beide Seiten des Körpers, vor allem aber die beiden Gehirnhälften, die ja unterschiedliche Funkionen erfüllen, gleichmäßig mit Prana versorgt werden. Auf diese Weise wird ein inneres Gleichgewicht hergestellt. Diese Funktion macht Nadi Shodhana zum grundlegenden und primären Pranayama, das auch am häufigsten unterrichtet wird.

Wir atmen durchschnittlich 15-20 Mal in der Minute, bei bewusster Kontrolle kann das auf fünf bis sechs Atemzüge reduziert werden. In der Folge verlangsamt sich der Herzschlag, da Atmung und Herzschlag im Verhältnis 1:4 miteinander verbunden sind. Eine langsame Atmung verlängert auf diese Weise die Lebensdauer des Herzens, da das Organ mehr Zeit hat, sich auszuruhen und weniger stark beansprucht wird.

Die Atmung ist die einzige reflexbedingte organische Aktivität, die bewusst vom Willen gesteuert werden kann, und mittels der Kontrolle des Atems können wir bewusst zahlreiche physiologische und mentale Prozesse im Körper steuern und unter Kontrolle bringen. Das kann so weit gehen, dass wir z.B. den Blutdruck senken oder Panikgefühle bekämpfen können. Mit der Beherrschung des Atems kann ein Yogi sogar den Energiefluss des Pranas auf einem hohen Niveau kontrollieren und beeinflussen. Abgesehen von der physiologischen Beeinflussung können wir auf diese Weise den Geist gezielt beruhigen und unter Kontrolle bringen. Es ist allerdings ein schwieriges Unterfangen, unsere Gedanken an einen Punkt zu fokussieren, weil der Geist immer unstet von einer Sache zur nächsten springen wie ein Affe von Baum zu Baum.

Die Hatha Yoga Pradipika stellt fest:

HYP II.2
Ist der Atem unruhig, so ist es auch der Geist.
Ist der Atem ruhig, so ist es auch der Geist.

Das Üben der dynamischen Asthanga-Serien wird mit einer speziellen Atemtechnik, der Ujjayi-Atmung, verbunden, die die Wirkung der Asanas vertieft und die Kontrolle der Gedanken erleichtert.

## Ujjayi-Pranayama

Durch die Ujjayi-Atmung atmen wir tiefer und bewusster, was die Sauerstoffversorgung und die Atemkontrolle verstärkt.

Bei dieser Technik zieht man die Stimmritze etwas zusammen, sodass die durchströmende Luft ein gehauchtes Geräusch erzeugt. Die Verengung erlernt man, indem man zuerst mit offenem Mund bei der Ein- und Ausatmung mehrmals laut "Haaa" haucht und dann die Verengung der Luftröhre beibehält, während der Mund geschlossen wird.

Durch diese Atemtechnik entwickelt sich die Ausführung der dynamischen Serien mit der Zeit zu einer Meditation in Bewegung, und man bekommt das Gefühl, pure Energie zu sein, die ohne Blockaden oder Hindernisse frei fliessen kann. Die Kontrolle der Atmung bereichert hier die physischen Übungen um einen tiefgreifenden mentalen Effekt.

Dies ist nur eine der vielen möglichen Pranayama-Übungen.[74] Ein wichtiger Bestandteil anderer Pranayamas ist die Atemanhaltung.

> YS II.49
> Ist dies (die Unverwundbarkeit durch die Gegensätze, siehe II.48) erreicht, kann die Bewegung von Ein- und Ausatmung unterbrochen werden (= Atemanhaltung), das ist Atemkontrolle (= *pranayama*).

Die Grundbewegungen von Pranayama sind Einatmung (*puraka*), Atemanhaltung (*kumbhaka*) und Ausatmung (*rećaka*).

Atemanhaltungen können nach der Einatmung (*antah kumbhaka*) und/oder nach der Ausatmung (*bahya kumbhaka*) vollzogen werden.

Durch das Anhalten des Atems unterwirft man den instinktiven Vorgang der Kontrolle des Willens. Der Instinkt verlangt nach etwa einer Minute nach frischem Sauerstoff. Durch die Atemübungen lernen wir, den Zeitpunkt des Unbedingt-atmen-müssens hinauszuzögern, und aus dieser Auseinandersetzung zwischen Instinkt und Wille erwächst die Kontrolle über den Körper und in der Folge über den Geist.

Auch wenn kein Sauerstoff von außen in den Körper kommt, laufen die körperlichen Prozesse weiter, weiterhin wird durch die innere Atmung Sauerstoff verbrannt, um den Körper mit der notwendigen Energie zu versorgen. Der $CO_2$-Gehalt im Blut steigt an, da es nicht mehr mit der Ausatmung eliminiert wird, während der Sauerstoffgehalt entsprechend sinkt. Das Gehirn reagiert jetzt nicht auf den sinkenden Sauerstoffpegel, sondern auf den steigenden $CO_2$-Gehalt. Diese Funktion dient als Vorwarnsystem; im Körper zirkuliert weiterhin noch genug Sauerstoff, um auch ohne äußere Atmung die wichtigstens Körperfunktionen einige Minuten lang aufrecht zu erhalten.[75] Ab einer bestimmten Menge von $CO_2$ sendet das Gehirn ein Signal zum Bewusstsein, das "atmen" befiehlt. Mit Willensanstrengung und Beherrschung können wir lernen, diesem Impuls nicht sofort nachzugeben, sondern bewusst eine bestimmte Zeit lang zu kontrollieren. Je länger der Willen den Mechanismus beherrschen kann, desto mehr können wir uns selbst mental kontrollieren. Wird der Atem länger angehalten, setzt der Körper vermehrt Prana frei, verteilt es im ganzen Organismus, und das führt zu dessen Vitalisierung.

Über die mögliche Dauer der Atem-Anhaltung entscheidet nicht die letzte Einatmung, sondern die vorhergehenden Atemzügen und die Sauerstoffsättigung im Blut, da der meiste Sauerstoff im Blut transportiert wird, und der geringere Anteil sich in den Lungen befindet. Im Durchschnitt können Menschen 25-75 Sekunden den Atem anhalten, mit Übung sind aber auch mehrere Minuten möglich. Die Dauer der Atemanhaltung erzeugt unterschiedliche Reaktionen im Körper.

**3-20 Sekunden Atemanhaltung:**

In diesem Zeitraum findet eine bessere "Verdauung" der Luft statt. Da sie sich länger in den Lungen befindet, kann mehr Gasaustausch stattfinden. Die Sauerstoffaufnahme wird gesteigert, das $CO_2$ vermehrt ausgeschieden.

**20-90 Sekunden Atemanhaltung:**

In diesem Zeitraum erfährt man eine stärkere Reaktion und Gegenindikationen können stattfinden. Durch den Abbau von Zucker wird mehr Energie verfügbar. Der $CO_2$ Gehalt steigt, und weil die Lungen als Kühlung ausfallen, erwärmt sich der Körper.

## 90 Sekunden – mehrere Minuten Atemanhaltung:[76]

Bei Anhaltungen über 1½ Minuten können ekstatische Zustände auftreten. Atemanhaltungen dieser Länge regen die Milz an, die sich zusammenzieht und größere Mengen roter Blutkörperchen ausschüttet. Tiefgreifende physiologische Veränderungen finden statt, und der Körper wird revitalisiert, da er eine Nahtoderfahrung erlebt. Diese Stufe der Atemanhaltung sollte nicht ohne einen erfahrenen Lehrer[77] ausgeübt werden.

Es wird ausdrücklich empfohlen, Pranayama mit einem Lehrer zu lernen. Die Übungen können tiefgehende physische wie psychische Auswirkungen haben. Es ist notwendig, sie langsam aufzubauen und den Möglichkeiten und Bedürfnissen der Schüler anzupassen. Die Hatha Yoga Pradipika warnt:

> HTP II.15
> Wie Löwe, Elefant und Tiger nur langsam gezähmt werden können, so wird auch der Atem (durch Pranayama) langsam gezähmt; ansonst tötet er den Übenden.

Die Praxis von Pranayama sollte an einem ruhigen Platz ausgeführt werden, der frei von Störungen jeder Art ist. Es ist wichtig, aufmerksam zu bleiben, da subtile Prozesse beobachtet werden. Alle Übungen werden mit geschlossenen Augen ausgeführt, damit die Aufmerksamkeit nach innen gewandt bleibt. Die profunden Effekte des Pranayamas zeigen sich vor allem dann, wenn die Übungen regelmäßig und über einen längeren Zeitraum hinweg praktiziert werden.

Durch die verstärkte Sauerstoffzufuhr und einen entspannteren Geist unterstützt Pranayama auch Heilungsprozesse und kann Symptome von Krankheiten wie z.B. Asthma oder Arthritis lindern. Neben den physiologischen Effekten ist es die zentrale Aufgabe der Atemanhaltung, Konzentration und Willenskontrolle zu lernen. Von Pranayama wird auch gesagt, es zerstöre Illusionen, Ignoranz und Begierden. Patanjali beschreibt das so:

YS II.52
Dies (die Atemanhaltung) entschleiert das Licht (der Erkenntnis).

YS II.53
Und (das) macht den Geist geeignet für Konzentration (*dharana*).

## V. Pratyahara– Zurückziehen der Sinne

Asanas und Pranayama lehren uns die Kontrolle über Körper und Atem. Den Geist zu beherrschen ist eine ungleich schwerere Übung, jedoch sind wir durch die ersten vier Stufen des Ashtanga Yogas bestens darauf vorbereitet. Das fünfte Glied Pratyahara wird als eine Art Brücke zu den letzten drei Teilen des Ashtanga Yogas angesehen, die uns von der Außenwelt nach innen führt. Pratyahara[78] bedeutet das Zurückziehen der Sinne, damit der Geist keine Ablenkung von außen mehr erfährt, und das Innere erforscht werden kann.

Unsere Sinne drängen nach außen und lassen uns die Welt erfahren. Daher ist allein schon die Verminderung und Vermeidung von äußeren Anreizen während der Yogaübungen hilfreich. Pratyahara verlangt, dass äußere Stimulationen bei der Praxis einschränkt werden. So wird Musik in einer Ashtanga-Yogaklasse nicht empfohlen, weil sie die Sinne ablenkt und die Konzentration nach innen erschwert.

Pratyahara funktioniert ähnlich, wie wenn wir einen tropfenden Wasserhahn nicht mehr hören, weil ein spannendes Buch unsere Aufmerksamkeit fesselt. Der Hörsinn ist dann von unserer unmittelbaren Wahrnehmung ausgeblendet. Ein fortgeschrittener Yogi kann diesen Effekt willentlich herbeiführen, indem er seine Sinne verschließt und sich ganz nach innen konzentrieren. Die Wahrnehmung stellt sich dann ausschließlich auf das Objekt der

Konzentration ein.

Die Pranayama-Übung Bhramari ist ein gutes Beispiel für Pratyahara, wenn sie mit dem Sanmukhi Mudra geübt wird.

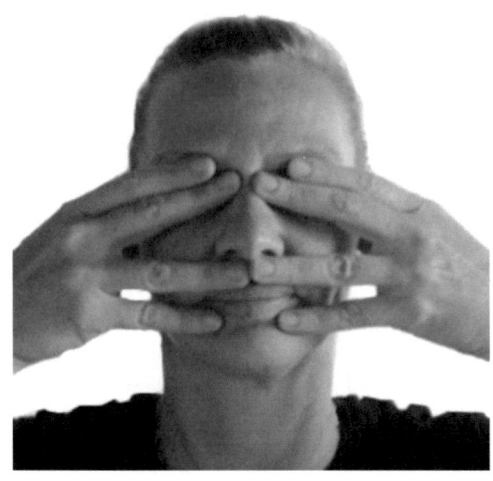

In dieser Übung wird in der Kehle ein Laut erzeugt, das an das Summen von Bienen erinnert. Zusätzlich blockiert das Sanmukhi Mudra die Sinne, weil die Finger Augen, Mund und Ohren verschließen. Das Mudra vertieft die Wirkung der Übung, da sie die Konzentration fördert und äußere Anreize blockiert.

Patanjali schreibt:

> YS II.54
> Das Zurückziehen der Sinne von der Verbindung mit den Objekten ermöglicht dem Bewusstsein seine eigene Natur zu erkennen.

Um zu tieferer Erkenntnis zu kommen, brauchen wir also den Rückzug in uns selbst.

> YS II.55
> Daraus folgt höchste Kontrolle über die Sinne.

## VI. Dharana – Konzentration

Dharana lehrt den unbeständigen, rasch von einem Gedanken zum anderen eilenden Geist, sich auf einen Punkt zu konzentrieren. Das ist so, als würde man mit einer Taschenlampe ein Objekt in einem dunklen Raum beleuchten. Es kann dann genau und ausschließlich betrachtet werden. Wir lernen mit Dharana, unseren Geist völlig auf ein einzelnes Objekt zu konzentrieren und gegen externe oder interne Ablenkungen unempfindlich zu werden. Der Geist wird dann immer weniger von Gedanken, Geräuschen oder anderen Empfindungen gestört oder irritiert.

Wir können uns vorstellen, dass wir gedanklich an der Außenseite eines Rades sitzen, uns mit hoher Geschwindigkeit im Kreis drehen und dabei nur wenig vorwärts kommen. Wenn wir uns aber konzentrieren und langsam in einen Zustand der Mediation kommen, dann bewegen wir uns von dem äußeren Ring hin zur Mitte des Rades, wo Stille herrscht. Von diesem distanzierten Punkt aus können wir all die Betriebsamkeit rund um uns herum gelassen betrachten, analysieren und zu klarer Erkenntnis über unsere wahre Natur kommen.

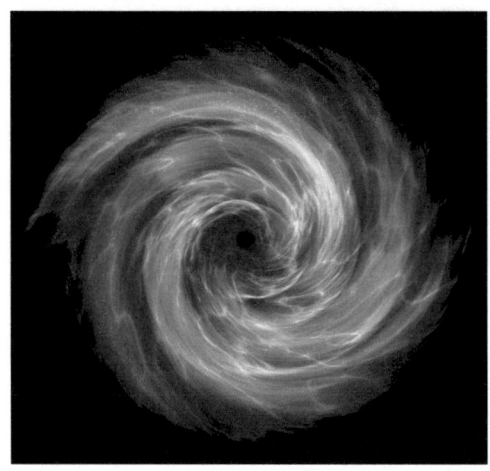

Patanjali kennzeichnet die Wichtigkeit dieses Vorgangs mit einem neuen Kapitel:

> YS III.1
> Konzentration ist das Fixieren des Bewusstseins an einen Ort.
>
> YS III.2
> Dort liegt die Basis für ununterbrochene Meditation.

Wir benötigen eine hohe Konzentrationsfähigkeit, um den Zustand der Meditation über einen längeren Zeitraum hinweg aufrecht erhalten zu können. Der Geist muss ebenso wie ein Muskel trainiert werden. Auch wenn es uns schwerfällt, den Geist auf einen Punkt konzentriert zu halten, und er immer wieder ruhelos von einer Sache zur nächsten springt, so gelingt dies bei stetiger Wiederholung immer besser.

Auf dieser Stufe des Ashtanga Yogas wird der unruhige Affen-Geist so ruhig und konzentriert wie ein Adler, der durch die Lüfte schwebt und alles aufmerksam von oben beobachtet. Alle praktischen Yogaübungen fördern diese Konzentrationsfähigkeit. Das Objekt der Konzentration kann intern oder extern sein. Die meisten Menschen finden es am Anfang einfacher, sich auf ein externes Objekt zu konzentrieren. Dabei sollte immer derselbe Gegenstand verwendet werden, z.B. eine Kerzenflamme, ein Bild, ein Geruch oder beruhigende Musik. Die Körper- und Atemübungen des Yogas stellen ebenfalls eine gute Möglichkeit der meditativen Praxis dar und die Ashtanga-Serien funktionieren als Meditation in Bewegung. Bei vielen Yogatraditionen ist das Singen oder Rezitieren von Mantras als Werkzeug zur Meditation beliebt.

**Exkurs Mantras**

Singen löst innere Spannungen und wird seit altersher zum Ausdruck von starken Emotionen benutzt, z.B. fröhliches Jauchzen ebenso wie der Gesang von Klageweibern. Wer singt, wächst über sich hinaus, gerät "außer sich". Er verschafft sich Gehör, weit jenseits der Reichweite seiner normalen Stimme. Mantras sind Gebete und magische Sprüche in Sanskrit, die meistens gesungen werden, aber sie können auch gesprochen oder im Gedanken wiederholt werden. Die Wiederholung der immer gleichen Silben hält die Aufmerksamkeit aufrecht und erlaubt vertieftes Atmen, was wiederum den Herzschlag verlangsamt. Gleichzeitig wird es anderen Gedanken erschwert, sich im Geist festzusetzen. Da Mantras im Regelfall positive Inhalte haben, bewahren sie unseren Geist vor negativen oder zerstreuenden Gedanken und füttern ihn mit positiver Energie.

Durch Singen erhält auch eine Zeremonie ihre magische Kraft. Der Gesang beschwört nicht nur Götter und Geister, sondern ist auch Ausdruck des Zusammenhalts zwischen den Menschen, der emotionale Identifikation schafft und zur psychischen Stabilisierung des Einzelnen beiträgt. Wenn Menschen in einem Chor singen, synchronisieren sich sogar die Herzschläge der einzelnen Personen.

Beim Singen wird in den Basalganglien das Hormon Oxytocin ausgeschüttet, was Gedächtnisprozesse und soziale Bindungsfähigkeit positiv beeinflusst. Gleichzeitig sinkt die Konzentration von Hormonen wie Testosteron und Cortisol, die aggressiv und stressanfällig machen. Das vertiefte Einatmen löste durch die erhöhte Kohlendioxid-Konzentration ein leichtes Rauschgefühl aus und in der Stirnregion wird das Belohnungssystem aktiviert. Wenn die Stimme länger klingt, erhöht sich die Konzentration des Abwehrstoffes Immunglobulin A im Immunsystem. Bei regelmäßigen Gesang vernetzen sich die Synapsen im Gehirn neu und differenzierter, man wird beschwingt, ausgeglichen und friedlich und dabei noch gesünder und klüger.[79]

Kirtan-Singen oder Mantrarezitationen fördern all diese positiven

Effekte. In vielen Yogastilen werden Mantras zur geistigen Übung und emotionalen Stabilisierung eingesetzt. Im Ashtanga Yoga wird am Anfang und am Ende der Praxis ein Mantra gesungen, das auch der geistigen Vorbereitung und zur Einstimmung auf die Praxis dient. Die beiden Shlokas (Verse) des Anfang-Mantras stammen aus unterschiedlichen Quellen. Der erste ist ein Vers aus dem "Yoga Taravali" von Sri Shankaracharya[80], und der zweite Vers stammt aus einem längeren Gebet an Patanjali. Zum Abschluss einer Ashtanga-Yogaklasse wird das Mangala-Mantra gesungen, ein Gebet für Frieden, das einer alten Vedischen Schrift, dem "Rig Veda", entnommen wurde.

Beide Mantras werden mit einem OM eingeleitet und beendet. Das Mantra OM hat eine besondern Stellenwert, auf den auch Patanjali in den Yoga Sutras eingeht. Seiner Ansicht nach kann man durch seine Rezitation mit dem "Göttlichen" in Kontakt kommen.

>YS I.27
>Das Göttliche (= *ishvarah*[81]) kann durch die Silbe AOM erfahren werden.

AOM realisiert Ishvarah, also das Göttliche, auf der Ebene der Laute, und die menschliche Stimme reproduziert durch seine Wiedergabe genau das "Geräusch", das unser Planet durch seine Bewegung im Weltall von sich gibt. Hier bedient sich Patanjali einer Vorstellung, die die Schule der Pythagoreer als Harmonie der Sphären[82] bezeichnete und die am indischen Kontinent zur

Entwicklung von Nada-Yoga führte, dem Yoga der Laute.[83]

YS I.28
Ihre Wiederholung (der Silbe AOM) führt zum Verständnis seines (Ishvarahs) Wesens.

Da Gebete in ihrer Form und Wirkung den Mantras sehr ähnlich sind, könnte man das obige Sutra so interpretieren, dass das Göttliche durch Gebete "erfahren" werden kann, denn Beten funktioniert ähnlich wie Mantrarezitation. Eine Forschergruppe der Universität Padua in Italien entdeckte einen bemerkenswerten Effekt, als sie 23 Erwachsene beim Aufsagen des Rosenkranzes und eines buddhistischen Mantras beobachteten. Bei der monotonen Wiederholung ihrer Gebetsformeln atmen die Gläubigen nur noch etwa sechs Mal pro Minute. Bei genau dieser Atemfrequenz werden mehrere Rückkoppelungssysteme im Körper synchronisiert, die Puls und Blutdruck steuern. Die sogenannte Herzratenvariabilität, ein Maß für die Anpassungsfähigkeit des Herzschlags an Belastungen, ist dann optimal. Die Forscher vermuten, dass Rosenkranzbeten bereits im Mittelalter gezielt zur Beruhigung des Geistes angewandt wurde.[84]

Abgesehen von Mantra und anderen externen Objekten können auch interne Objekte für Konzentrationsübungen benutzt werden, wie z.B. der Atem oder ein Chakra.[85] Vipassana-Meditation nimmt den eigenen Körper und seine Befindlichkeit als Objekt, was eine gute Übung darstellt, um sich seiner selbst gewahr zu werden.

Trotz der hilfreichen Konzentrationstechniken wird unser Geist anfänglich immer noch zu vielen anderen Bildern und Gedanken springen und abschweifen. Das ist völlig normal und notwendig. Der Geist muss sich sozusagen "ausspinnen", bevor er sich auf das Wesentliche und auf das Tieferliegende konzentrieren kann.

## VII. Dhyana – Meditation

Unser Geist wird ständig mit Eindrücken bombardiert. In der heutigen Zeit der Massenmedien, Digitalisierung und des Turbokapitalismus noch stärker als in früheren Jahrhunderten. Dadurch ist der Geist meistens überreizt und überanstrengt, wir fühlen uns schnell oder permanent gestresst und haben Probleme, uns zu konzentrieren. Meditation hat einen beruhigenden und reinigenden Effekt auf den Geist, weil dieser jedoch so überfordert ist, finden die meisten Menschen Meditation gerade am Anfang sehr schwierig. Sie werden nervös und unruhig, wenn sie längere Zeit still sitzen oder ruhig sein müssen. Nur Geduld und kontinuierliche Praxis machen es mit der Zeit einfacher, die Stille auszuhalten und in einen meditativen Zustand zu kommen. Ununterbrochene Konzentration ohne ein Objekt wird *dhyana*[86] genannt. Der Unterschied zwischen Konzentration und Meditation liegt in der Fähigkeit, längere Zeit das Bewusstsein von Ablenkungen unbeeinflusst zu halten, den sich oft im Kreise drehenden Gedanken immer weniger zu folgen und stattdessen immer mehr zur inneren Mitte, zur Ruhe zu gelangen.

Wenn wir in der Mitte des sich ununterbrochen drehenden Gedankenrades angelangt sind, so erreichen wir den Zustand der Meditation. Die Gedanken mögen sich weiterdrehen, aber wir drehen uns nicht mehr mit. Wir können uns dann quasi von außen – in diesem Fall von tief innen - selbst zusehen und beobachten.

Der Mittelpunkt des Rades wird als *sukha* bezeichnet, was "glücklich" bedeutet. Wir halten die Aufmerksamkeit auf den gegenwärtigen Moment gerichtet und nehmen eine nicht-wertende Haltung ein. Es ist ein waches Da-Sein, das dem Geist ermöglicht, die Realität als solche zu erkennen. Die richtige Einstellung für Meditation ist nichts zu erwarten und nichts im Kopf zu haben. Wir wünschen uns nichts mehr, nicht einmal Nirwana, Vergnügen oder Erleuchtung.

Meditation kann eigentlich nicht geübt werden, sie geschieht, während wir Übungen zur Konzentration und Körperbeherrschung ausführen. Entsprechend sagt man, Meditation sei die schwierigste einfachste Sache der Welt.

Dhyana soll wie das Fließen von Honig sein, stetig und gleichmäßig. Es ist das, was die modernen Glücksforschung als Flow-Erlebnis bezeichnet: Man fließt mit der Sache, man handelt nicht, sondern es handelt durch einen hindurch. Das sind die Momente, in denen der Mensch Außergewöhnliches leistet und sich vollkommen losgelöst und frei fühlt. Man denkt nicht mehr, macht nichts mehr bewusst, es geschieht ganz einfach. Der Unterschied zum Flow-Erlebnis ist, dass ein erfahrener Yogi durch seine Praxis diesen Zustand willentlich herstellen und fähig sein kann, im erleuchteten Zustand (Samadhi) ein Leben lang zu verharren.

Das intensive, meditative Training verändert mit der Zeit das Gehirn. In der Meditation ist der Übende völlig entspannt, während das Gehirn hochaktiv arbeitet und verstärkt Gamma-Wellen erzeugt, die normalerweise beim Lernen, Gedächtnisleistungen und hoher Konzentration auftreten. Dauerhafte Meditationspraxis führt zu neuen Synapsen, dies wiederum zu einer verdickten Großhirnrinde, hier besonders der Insula, die für Empfindungen wie Schmerz und Empathie zuständig ist.

Wissenschaftlichen Studien zeigen, dass Meditationsübungen Depressionen und Angstzustände verringern, sie verlangsamen Atmung und Herzschlag, was wiederum den Blutdruck senkt und Stress reduziert. Die innere Ruhe, die wir durch Meditationsübungen erfahren, fließt in jeden Bereich unseres Lebens über, ob wir nun einen hektischen Arbeitstag haben oder uns mit Problemen herumschlagen.

Menschen, die regelmäßig meditieren, vergrößern die Gehirnregionen, die für die Steuerung von emotionalen Prozessen und der Persönlichkeit verantwortlich sind. Die Forscherin Eileen Luders sagte:

> Wer oft meditiert, hat die herausragende Fähigkeit, positive Emotionen (...) zu pflegen, emotionell stabil zu bleiben und sich besonders aufmerksam zu verhalten.[87]

Die Studie berichtet, dass die buddhistische Achtsamkeits-Meditation folgende positive Auswirkungen hat: Die Übenden gewinnen mehr Energie und Lebensfreude im Alltag, haben ein wachsendes Selbstvertrauen, verbesserte Selbstakzeptanz, eine erhöhte Fähigkeit, sich zu entspannen, können Stresssituationen besser bewältigen und erleben eine dauerhafte Verminderung körperlicher und psychischer Krankheitssymptome.

Meditation regt den Nervus Magnus an, der entzündliche Vorgänge im Körper bremst und somit zur Heilung von Krankheiten beiträgt. In den 1970er Jahren entwickelte Jon Kabat-Zinn ein Programm zur Entspannung, Stressreduktion und Aktivierung des Immunsystems, das Elemente von Yogaübungen und buddhistischer Achtsamkeitsmeditation verwendet, um den Gesundheitszustand von schwerkranken Patienten zu verbessern. Im Vordergrund steht dabei das nicht-wertende Annehmen dessen, was gerade im Augenblick wahrnehmbar ist. Klinischen Studien bewiesen, dass diese MBSR-Kurse (Mindfulness-Based Stress Reduction-Courses) bei der Behandlung von chronischen Schmerzzuständen, Infektionskrankheiten, Ängsten oder Panikattacken, Depressionen, Hauterkrankungen, Schlafstörungen, Kopfschmerzen, Magenproblemen und Burn-Out-Syndrom wirkungsvoll eingesetzt werden können.[88] Schon Patanjali wusste um die tiefgreifende Wirkung von Meditation und arbeitete nach neuesten Erkenntnissen mit einem hoch entwickelten Konzept des Geistes, das Ähnlichkeiten mit einigen modern psychologischen Theorien hat.[89]

Durch Meditation erlangen wir Erkenntnis über uns selbst und über die Natur der Dinge, die zu einer Neubewertung unserer Erlebniswelt führen kann. Während der Meditation beobachten wir, wie Empfindungen kommen und gehen, wie Gedanken oder Bilder entstehen und vergehen. Wir erkennen mit der Zeit, dass alles, was wir von der Vergangenheit und der Zukunft wissen, nur geistige Aktivitäten sind, die keine Realität haben, uns aber so vorkommen.

Wann immer wir Schmerzen aus vergangenen Ereignissen fühlen oder Angst vor der Zukunft haben, dann geschieht dies allein in unserem Geist. Wenn Schmerz und Angst aber nur in unserem Kopf existieren, dann können wir sie beeinflussen. Wir können möglicherweise nicht das Erleben eines gegenwärtigen Momentes verändern oder manipulieren, aber wir können willentlich unsere Einstellung und Bewertung zu diesem Ereignis verändern.

Es gibt Psychotherapien, die erfolgreich damit arbeiten, traumatische Erlebnisse im Geiste und in der Vorstellung so zu verändern, dass das Ereignis einen für das Opfer positiven Ausgang nimmt. Auf diese Weise verliert das Trauma mit der Zeit seinen Schrecken, und das Gefühl der Hilflosigkeit und des Ausgeliefertseins verringert sich. Wir können also Erinnerungen manipulieren und verändern. Die Vergangenheit existiert nicht mehr, wir haben nur ein Abbild davon in unserem Gedächtnis. Die Zukunft existiert noch nicht, wir haben nur eine Ahnung oder

Vorstellung davon. Das einzige, was wirklich existiert, ist der gegenwärtige Moment und unsere Wahrnehmung davon wird durch viele Faktoren wie Emotionen oder gefestigte Denkmuster beeinflußt. Der Geist erschafft also unsere Wahrnehmung der Wirklichkeit. Je mehr wir in der Lage sind, den Geist zu kontrollieren, desto mehr können wir unsere Wahrnehmung der Realität konkretisieren. Was immer unsere mentale Einstellung zu Ereignissen ist, beeinflusst das Ergebnis und mitunter auch die Folgen des Ereignisses.

Wie stark der Geist Einfluss auf unsere körperliche und geistige Verfassung nehmen kann, zeigt folgendes Beispiel:
Aaron Antonovsky wertete 1970 eine Erhebung über die Anpassungsfähigkeit von Frauen verschiedener ethnischer Gruppen an die Menopause aus. Eine untersuchte Gruppe war 1939 zwischen 16 und 25 Jahre alt gewesen und hatte sich zu dieser Zeit in einem nationalsozialistischen Konzentrationslager befunden. Er kam zu dem unerwarteten Ergebnis, dass er 29% dieser Frauen als "gesund" beurteilen konnte, obwohl sie unvorstellbare Qualen im Lager erlebt hatten und danach auch noch Jahre als Flüchtlinge verleben mussten. Diese Beobachtung führte ihn zu der Frage, welche Eigenschaften und Ressourcen diesen Frauen geholfen hatten, unter den Bedingungen der KZ-Haft sowie in den Jahren danach ihre Gesundheit zu erhalten. Eine Antwort fand er in dem "Sinn für Kohärenz" oder dem

"Kohärenzgefühl", das eine subjektive Empfindungen ist und nach Antonovsky aus drei Komponenten gebildet wird:
1) Verstehbarkeit eines Ereignisses
2) dessen Handhabbarkeit bzw. Bewältigbarkeit
3) dem Gefühl von Bedeutsamkeit, bzw. Sinnhaftigkeit.[90]

Daraus ist zu folgern, dass unsere subjektive geistige Haltung zu Problemen und Traumata die Heilung oder die Lösung von inneren und äußeren Konflikten steuern kann. Dies willentlich herbeizuführen erfordert natürlich viel Übung, doch Meditation befähigt uns, die Aktivitäten des Geistes zu beobachten, uns selbst zu hinterfragen und auf einer tieferen Ebene wahrzunehmen. Mit der verschärften und somit realistischeren Wahrnehmung der Wirklichkeit, die wir aus der Meditation gewinnen, können wir Leiden im Leben vermindern, zukünftiges Leid verhindern und gelassener auf Schicksalsschläge reagieren. Wir gelangen auf diese Weise immer tiefer in den Zustand von Samadhi.

## VIII. Samadhi – Erleuchtung

Das letztendliche Ziel von Yoga ist *samadhi*,[91] oder absolute Selbstrealisation. Samadhi bezeichnet einen Bewusstseinszustand, in dem das methodische Denken aufhört.

Ein einfaches Bild kann den Weg von der Konzentration zur Meditation und dann zu Samadhi illustrieren. Wenn ich einen Film auswähle und ins Kino gehe, konzentriere ich mich auf diese Aktion. Wenn der Film beginnt und ich etwas über die Geschichte und die Charaktere lerne, beginne ich zu verstehen, wovon die Geschichte handelt, und ich bin mir kontinuierlich bewusst, was im Film geschieht, während die äußere Welt mehr und mehr in den Hintergrund tritt. Schließlich bin ich so von den Filmereignissen gefesselt, dass ich mein singuläres Ich vergesse, mich mit den Figuren und der Geschichte identifiziere und so mental Teil von etwas Größerem werde. Dann habe ich "Film-Samadhi" erreicht.

Wir erreichen die Erleuchtung dann, wenn wir in dem Zustand tiefer Versenkung verweilen können, der mit dem Gefühl des Einsseins und der Auflösung im Absoluten einhergeht. In diesem erleuchteten Zustand ist der Verstand vollkommen gezügelt, das Ego aufgelöst und alle Gedanken sind verstummt.

Samadhi kann als abgeschlossene Selbstverwirklichung gesehen werden. Es ist eine Anschauung, ein Überbewusstheit, in dem die individuelle Seele ihre wahre, "göttliche" Natur erkennt, die zeitlos und unsterblich ist. In diesem Zustand ist dies nicht einfach intellektuelles Wissen, sondern tief empfundene Erkenntnis und Bewusstsein. Die Welt hat dann keinen Einfluss mehr auf das erleuchtete Selbst. Es gibt kein Auf und Ab der Emotionen mehr, es herrscht innere Ausgeglichenheit. Man lebt in tiefer Versenkung, kein Ereignis kann die innere Ruhe zerstören oder auch nur ins Wanken bringen.

> YS III.3
> Genau dies (die Meditation) erstrahlt von nichts als dem Sinn und wird gleichsam leer von Eigenwesen, dies ist tiefe Versenkung (= Samadhi).

In der Literatur finden sich verschiedene Beschreibungen und Abstufungen des Samadhi-Zustandes.

Raja Yoga beschreibt die erste Stufe als Ishvara-Samadhi. Dieses gilt als spiritueller Bewusstseinszustand im bis dahin durch Meditation vorbereiteten Körper. Der tief gereinigte Körper steht dann unter der Kontrolle des Geistes und erfährt tiefe Ruhe und Entspannung.

Der spirituelle Lehrer Paramahansa Yogananda bezeichnet diese erste Stufe als Jada Samadhi. Seinen Angaben nach wird es durch Methoden der physischen Kontrolle erzeugt, indem man den Verstand leer hält oder durch das Drücken auf bestimmte Drüsen. In diesem Zustand heben sich das Bewusstsein und die Aktivitäten des Ego nur zeitweise auf, daher ist Jada Samadhi oder Ishvara-Samadhi Yoganandas Ansicht nach spirituell nutzlos, weil weder

Weisheit erlangt noch Karma vernichtet wird.

Derartige Erfahrungen des inneren Lichtes kann ein Yogi schon auf den mittleren Stufen des Ashtanga-Yogas haben, doch erst die folgenden Samadhi-Stufen sind mit Erfahrungen des kosmischen Bewusstseins verbunden.

Dieses Bewusstsein ergibt sich aus folgenden Elementen:

> YS I.17
> Aus der Verbindung von Denkfähigkeit, Reflektion, Glückseligkeit und Ich-Bewusstsein entsteht die (tiefe) Versenkung (= samprajnata).

Bei Samprajnata[92] Samadhi bleibt die Dualität zwischen Geist und dem höheren Selbst bestehen. Die Aktivitäten des Geistes (= citta-vritti) kommen zur Ruhe, doch sie bleiben sich ihrer selbst weiterhin bewusst. Im Zustand des Samprajnata Samadhi sind Aufmerksamkeit und Lebenskraft von den Sinnen völlig abgezogen und identifizierten sich bewusst mit dem kontinuierlich ausgeglichenen Geist. In diesem Zustand ist die Seele vom Ich-Bewusstsein befreit und wird sich des Göttlichen bewusst, in dem alles Geschaffene aufgeht. Der Körper ist in einem trancegleichen Zustand, das Bewusstsein ist jedoch voll aufnahmefähig für die glückselige Erfahrung im Inneren. Es wird gesagt, der Yogi erhalte auf dieser Stufe alle Kräfte, welche die Natur kontrollieren.

> YS I.43
> (Mit der Zeit) lösten sich Eindrücke und Erinnerungen auf, der reine Geist wird eins mit dem Objekt der Meditation, das nun in seinem wahren Wesen erkennbar ist.

YS I.45
Die in den feinsten Dimensionen erfassten Objekte sind dann ohne (Wesens-) Merkmale.

Die Dinge, mit denen sich der Geist beschäftigt, werden dann so klar und durchsichtig wie eine frisch geputzte Fensterscheibe. Diese ist so sauber, dass man sie eigentlich nicht mehr wahrnehmen kann, obwohl man weiss, dass sie da ist. Auf dieser Stufe von Samadhi wird die eigentliche Essenz der Objekte und der Welt erkannt.

YS I.46
Dies ist die "samentragende" Erleuchtung (das noch den Samen für Samskara[93] in sich tragende Samadhi).

Samskara steht in der Yogaphilosophie für Verhaltensmuster, Prägung, Eindruck oder Nachwirkung von Aktivitäten. Psychologisch kann es als Verhaltensmuster oder geistige Tendenzen verstanden werden. Sie entstehen teilweise schon in frühester Kindheit durch Erfahrungen und äußere Eindrücke. Samskaras sind subtile Tendenzen, die von unseren geistigen Aktivitäten übrig bleiben, wenn der eigentliche Gedanke schon längst der Vergangenheit angehört. Jede Handlung, die mit gewisser Intensität oder über einen längeren Zeitraum hindurch vollzogen wird, führt zur Bildung eines Samskaras, sie hinterlässt also Spuren – einen Samen – im Geist. Diese Prägungen oder Anreize für Verhaltensweisen können jederzeit durch verschiedene Faktoren stimuliert werden und dann eine Reaktion erzeugen. Sie leiten uns in automatischer Weise an. Dieser

Automatismus hilft uns, eine überaus komplexe Welt zu bewältigen, jedoch können unbewusste Prägungen und Verhaltensweisen auch einschränken und hemmen oder - wie z.B. im Falle von Drogensucht - sogar schädlich wirken.

Die Yoga Praxis verändert vor allem Verhaltensmuster hinsichtlich der Atmung und des Gebrauchs der Sinne und des Geistes. Meditation bewirkt eine direkte Veränderung im Geist, dem Ursprung der Samskaras. Sie fördert die Entwicklung yogischer Samskaras in einem höheren Bewusstsein und beseitigt negative Samskaras wie Drogensucht, Blockaden und unbewusste schädliche Verhaltensweisen. Um die Samskaras dauerhaft zu verändern oder aufzulösen, braucht es eine stabile und regelmäßige Übungspraxis. Lässt die Yogapraxis nach, bestimmen sie unser Handeln wieder, unter Umständen sogar verstärkt. Alte Muster können trotz einer regelmäßigen Yoga-Praxis weiterhin bestehen bleiben, da die tiefen Schichten unseres Unterbewusstseins und schlechte Gewohnheiten und Tendenzen uns für eine lange Zeit beeinflussen können. Patanjali empfiehlt:

> YS IV.28
> Die Beseitigung dieser störenden Gedankenmuster (Samskaras) erfolgt auf die gleiche Weise, mit der die ursprünglichen Trübungen des Geistes (Kleshas[94]) entfernt wurden.

Haben wir die Kleshas bewältigt, dann müssen auch noch die Samen für Kleshas, also die Samaras beseitigt werden. Durch konstante Übung verringern und löschen wir nicht nur negative

Samskaras, sondern schlußendlich alle Samskaras. Sie verlieren auf jeder weitern Stufe von Shamadi immer mehr an Wirksamkeit.

YS I.47
Durch weiteren Reinigung des Nirvichara Samadhi (Meditation, die das Reich der Gedanken überschreitet) folgt spirituelle Erleuchtung.

YS I.48
Dort trägt diese intuitive Weisheit absolute Wahrheit (in sich).

YS I.49
Diese intuitive Weisheit unterscheidet sich von dem, was aus Quellen und Schlussfolgerungen der Schrift abgeleitet werden kann, denn sowohl seine Quelle als auch seine Absicht sind einzigartig und außergewöhnlich.

Der letzte Vers meint, dass normale Erkenntniswege, die durch die Sinne oder durch den Verstand erlangt werden, auf dieser Ebene nicht mehr notwendig sind.

YS I.50
Die subtilen Eindrücke dieser intuitiven Weisheit heben alle anderen Samskaras auf.

Auf dieser Stufe von Samadhi sind die Gewohnheits- und Gedankenmuster nicht mehr wirksam, aber es gibt noch ein Muster, aus dem sich neue Samskaras bilden können. Diese Möglichkeit ist in der letzten Stufe von Samadhi nicht mehr gegeben. Hier gibt es nicht einmal einen "Samen", aus denen irgendeine Art von automatisiertem Verhalten entstehen könnte. Das Bewusstsein ist dann so allgegenwärtig, dass Samskaras nicht länger benötigt werden, um mit dem Leben fertig zu werden, und sie üben keine einschränkende Wirkung mehr auf den Geist aus.

YS I.51
Ist selbst dieses Muster stillgelegt, weil alles still gelegt ist, ergibt

sich samenlose Erleuchtung (= *nirbija samadhi*).

Nirbija Samadhi unterscheidet sich von Samprajnata Samadhi dadurch, dass das Bewusstsein nicht mehr in das normale mentale Ich-Bewusstsein zurückkehrt. Die Einheit des Bewusstseins mit dem inneren Erleuchtungsbewusstsein bleibt bestehen. Deshalb gilt erst dieses Samadhi als wahre Erleuchtung. Die Erfahrung von Nirbija Samadhi wird daher als eine solche bezeichnet, in der der Geist strahlend und formlos wird, völlig frei von Konditionierung, Projektion und Anhaftung. Es gibt keine Unterscheidung mehr zwischen dem Bekannten und dem Wissenden, zwischen Subjekt und Objekt, zwischen Seher und Gesehenem. Nirbija Samadhi wird als der höchste Zustand des Yoga und die Verkörperung oder das Endprodukt aller Meditation beschrieben.

Im überbewussten Nirbija[95] Samadhi erkennt sich die Seele mit dem Geist als eins. Das Ich-Bewusstsein, das Seelenbewusstsein sowie der Geistozean werden alle als zusammen existierend erkannt und wahrhaftig vereint (= yoga). Der erleuchtete Mensch kann seinen materiellen Aufgaben und Tätigkeiten nachgehen, ohne dass er diese Einheit verliert. In diesem Samadhi vereint sich das geistige Bewusstsein derart mit dem höchsten Selbst, dass sich die Unterscheidung zwischen Erkennendem, Erkenntnis und Erkanntem verflüchtigt, so wie Wellen im Wasser verschwinden. Unser bewusstes Selbst kann mit so einer Welle im Ozean verglichen werden:

> Die Welle vergisst, dass sie in Wahrheit das Meer ist. Sie glaubt, die große Form zu sein, die sie vorübergehend eingenommen hat. Schließlich erinnert sie sich an ihre wahre Form, nämlich die des Ozeans. Die beiden existieren nebeneinander, doch nur die eine ist wahr, und die andere - wenn auch schön - ist nur relativ wahr. So vergessen auch wir Menschen unsere wahre Natur. Wir glauben, diese Form sei unsere wahre Existenz, tatsächlich ist sie aber nur eine Welle im Ozean des Lebens.[96]

In Wirklichkeit sind wir der ganze Ozean, doch im Normalzustand ist unser Geist zu beschränkt, um diese weitreichende Erkenntnis erfassen zu können. Im letztendlichen Zustand von Samadhi erkennen wir, dass alles Eins ist. Wir erleben, dass unser Ich kein beschränktes singuläres Ego ist, sondern alles Übrige ebenfalls enthält, und wir in allem enthalten sind. Mit dieser Erkenntnis verliert dann sogar der physische Tod seinen Schrecken.

# 4. Kapitel:

# Die Yogapraxis

Patanjali beschreibt zwei Arten von Praktizierenden, die Samadhi erreichen können. Manche Menschen werden mit einem hochentwickelten Bewusstsein geboren. Im indischen Denken, das an die Reinkarnation der Seele glaubt, sind dies Menschen, die bereits in früheren Leben ihr negatives Karma weitgehend verarbeitet haben. Sie werden es leicht finden und wenig Übung benötigen, um den Zustand der Erleuchtung zu erreichen und dort auch zu bleiben.

> YS I.19
> Den (direkten) Weg (zur Erleuchtung) gehen die, die die in der Geburt liegenden Ursachen der Körperlichkeit (schon) überwunden haben.

Sie sind diejenigen, die den Lift zur Dachterrasse der Erkenntnis nehmen können, allerdings finden den nur sehr wenige Menschen. Die anderen sind durch Gewohnheiten (Samkaras), ihr Ego und Karma so stark belastet, dass sie ein Leben lang (oder sogar mehrere Lebenszeiten) üben müssen und Hilfe brauchen.

> YS I.20
> Die anderen erstreben dies mit Hilfe von Glaube, Mut, Erinnerung, tiefer Versenkung und Weisheit bzw. Unterscheidungskraft.

Unter tiefer Versenkung wird Meditation verstanden und wir brauchen die durch Meditation gewonnene Fähigkeit, zwischen wahr und falsch unterscheiden zu können. Das Ziel darf nicht aus den Augen verloren werden, wir müssen es in "Erinnerung" behalten. Wir müssen im Gedächtnis behalten, was wir bereits gelernt haben, und den Mut finden, neue Dinge und Wege auszuprobieren und Hindernissen zu begegnen. Wir brauchen selbstverständlich auch Vertrauen in uns selbst und unsere Fähigkeiten, um erfolgreich zu sein.

Patanjali scheint[97] darauf hinzuweisen, dass Hingabe an Gott oder das Göttliche eine weitere Möglichkeit ist, um Samadhi zu erreichen. Auf jeden Fall weisst er auf die Kraft des Glaubens hin.

YS I.23
Oder Hingabe an das Göttliche (= *ishvarah*[98]) ist ein (möglicher) Weg.

Was die Bhagavad Gita als Bhakti Yoga beschreibt, wird bei Patanjali zur Hingabe an das Göttliche.

YS II.45
Die Meisterschaft der tiefen Versenkung (Samadhi) erwächst aus der Hingabe an das Göttliche (= *ishvara pranidhana*).

Ishvara Pranidhana bedeutet die Hingabe an das Höchste, was der Yogaübende sich vorstellen kann. Indem der Yogi alles, was er denkt und tut, auf das höchst vorstellbare Ideal ausrichtet, löst er sich von ego-behafteten Gedanken und Wünschen, schafft Heilung in sich selbst und kann den Fluss des Lebens in all seinen Facetten akzeptieren. In den Upanishaden wird das Wort "Ishvara" verwendet, um einen Zustand kollektiven Bewusstseins zu bezeichnen. Gott oder das Göttliche sitzt in dieser Philosophie nicht auf einem Thron im Himmel, und nur wohlgefälliges Verhalten ermöglicht es dem Menschen, sich ihm anzunähern. Das Göttliche ist hier der eigentlich Zustand der höchsten Wirklichkeit.[99]

Wenn man sein individuelles Bewusstsein auf dieses universelle Bewusstsein auszudehnen vermag, bezeichnen wir das als Selbstverwirklichung. Denn dann hat das individuelle Selbst die Einheit der Vielfalt, das zugrunde liegende Prinzip oder universelle Selbst unter allen Formen und Namen verwirklicht. Die indischen Weisen vermeiden so die Verwirrungen und Einschränkungen, die mit traditionellen Gottesvorstellungen verbunden sind.

Im Ashtanga Yoga können wir Ishvarah vor allem als Vorbild sehen. Das Göttliche wird als rein und als absolute Existenz, eine besondere Art von Purusha, angesehen. Wir betrachten es als eine Art Archetyp, der als Motivation dient und durch seine bloße Existenz unser Ziel vorgibt. Patanjali sagt, dass Ishvarah bereits all die Selbsterkenntnis besitzt, die wir zu gewinnen trachten, und uns deswegen als Lehrer dient.

> YS I.25
> Es ist die Wurzel alles Wissens.
> YS I.26
> Es ist der erste Lehrer und unberührt von Zeit.

Patanjali definiert Ishvarah als ein höheres Selbst (Purusha), das nicht nur alles Wissen besitzt, sondern auch von Lebensereignissen unberührt bleibt und daher frei von Leiden ist.

> YS I.24
> Das Göttliche ist ein besonderes höheres Selbst (= Purusha), das nicht von Leiden, Handeln, Ergebnis und Eindruck betroffen ist.

Dieser Lebenszyklus – Leiden, Handeln, Ergebnis und Eindruck –

wird von den Kleshas[100] verursacht. Wenn wir Schmerz empfinden, veranlasst uns das zu einer Handlung, die ein Ergebnis hat und dadurch einen Eindruck hinterlässt. Ist der Eindruck wiederum schmerzhaft, beginnt der Zyklus erneut.[101] Da das Göttliche vom Zyklus des Lebens, also von Werden und Vergehen, nicht betroffen ist, ist es unsterblich und von allen Leiden unberührt.

Das in den Yoga Sutras beschriebene Kaivalyam[102] bezeichnet die Freiheit von allem Leiden. Dies ist das Ziel des Yogas und nicht eine Vereinigung mit Gott, wie das z.b. religiös ausgerichtete Yogatraditionen und auch die Bhagavad Gita beschreiben. Georg Feuerstein stellt fest:

> "Vereinigung setzt eine überbrückbare Situation der Trennung voraus, doch Ishvara und Purusha sind absolut und irreversibel zusammengehörig, weshalb die Frage nach einer Wiedervereinigung erst gar nicht entstehen. In dieser Hinsicht unterscheidet sich klassisches Yoga deutlich von der Lehre der Bhagavad Gita, wo Erleuchtung konzipiert ist als eine Art, in der ewigen Gegenwart Gottes in einem Medium transzendentale Liebe (Bhakti) zu leben."[103]

Auch heutzutage wird Yoga oft im Kontext mit religiösen, vor allem hinduistischen Ritualen gelehrt. Das kommt daher, dass hinduistisch geprägte indische Gelehrte und Yogagurus selbstverständlich einen religiösen Bezug herstellten, vor allem durch den Einfluss der Vedanta Philosophie. Betrachtet man aber die Yoga Sutras ohne religiöse Kommentare und Interpretationen, so findet man in dem Buch selbst keine religiösen Rituale oder

Bezüge. Selbstverständlich wird der Glaube an etwas Göttliches als Teil der menschlichen Lebenswelt anerkannt und auch darauf Bezug genommen, z.B. wenn der Glaube und die Hingabe an Gott als Kraftquelle[104] angesehen wird. Religiöse Sinnsuche oder Praktiken sind jedoch weder Ziel noch Aufgabe von Ashtanga Yoga.

Wenn der Glaube an eine göttliche Kraft den Fortschritt in der Yogapraxis unterstützt und Hindernisse aus dem Weg räumt, dann sollte darauf nicht verzichtet werden. Auf der anderen Seite ist religiöser Glaube weder Voraussetzung noch Notwendigkeit, um auf dem Pfad des Yogas fortzuschreiten. Der Glaube an etwas Göttliches kann positive Impulse in unser Leben bringen und eine starke Kraft darstellen, die uns vorwärtsbringt und uns innere Stärke und Selbstvertrauen verleiht. Die Kraft des Glaubens kann den Glauben an einen Gott bezeichnen, aber auch als Glauben an sich selbst interpretiert werden. Ashtanga Yoga ist somit eine Praxis und Lebensphilosophie, in die Glaube und jede Form von Religion ohne weiteres integriert werden kann, wenn es dem Übenden entspricht.

Wie wir bei den Mantras gesehen heben, beschreibt Patanjali, wie Ishvara durch die Rezitation des Mantras OM erfahrbar gemacht werden kann. Diese Realisation kann uns helfen, Hindernisse auf unserem Yogaweg zu überwinden.

YS I.29
Dadurch zeigt sich innere Erkenntnis und Hindernisse verschwinden.

## Die Überwindung von Hindernissen

Patanjali beschreibt in YS I.30 neun Hindernisse, die wir auf unserem spirituellen Weg vorfinden können.

1. *vyadhi*: Krankheit

*Vi* bedeutet "getrennt" und *adhi* bedeutet "an einen Ort (zusammen) bringen", *vyadhi* steht im Gegensatz zu Samadhi, das Vereinigung und Sammlung bedeutet. Wenn wir krank sind, dann sind wir von uns selbst getrennt, und eine yogische Vereinigung von Geist und Körper ist nicht gegeben.

Eine Krankheit schwächt Körper und Geist. Wir können uns auf nichts anderes mehr konzentrieren als auf die Heilung. Im Krankheitsfall darf keine anspruchsvolle Praxis durchgeführt werden. Wenn geübt wird, dann sollte die Praxis auf die heilenden Effekte der Übungen ausgerichtet sein, und jede Überforderung vermieden werden. Vor allem die Asanas und Pranayamas besitzen diesbezüglich ein so großes Potenzial, dass Krishnamacharya bemerkte:

Yoga ist eine Operation ohne Messer.

2. *styama*: Dumpfheit, geistige Faulheit, mangelndes Interesse

Denkfaulheit muss mit Beharrlichkeit und Willenskraft überwunden werden. Wer in diesem Zustand des Geistes verbleibt, wird im Yoga nicht weiterkommen.

3. *samsaya*: Zweifel

Zweifel schwächt unsere Entschlusskraft. Wenn wir Zweifel haben, nicht wissen, was wir tun sollen, dann ist keine Grundlage für eine Weiterentwicklung gegeben. Wir bleiben im Stillstand verhaftet oder geben unser Vorhaben auf.

4. *pramada*: eiliges Handeln, ohne Reflexion; Sorglosigkeit

Ungeduldiges und schnelles Handeln ohne über Konsequenzen nachzudenken bringt uns oft in Schwierigkeiten. In der physischen Praxis sind wir manchmal ungeduldig und wollen den Körper in Positionen zwingen, für die er noch nicht bereit ist. Das kann negative Folgen wie Frustration und Verletzungen nach sich ziehen und sogar zur Beendigung der Praxis führen.

5. *alasya*: körperliche Faulheit

Wenn uns das Sofa attraktiver erscheint als die Yogamatte, dann werden die bei Gelegenheit hin und wieder ausgeführten Yogaübungen kaum einen Effekt zeigen. Selbstmotivation ist hier von großer Bedeutung.

6. *avirati*: Maßlosigkeit, zu viel Befriedigung der Sinne

Sinnliche Ausschweifungen wie Trunkenheit, Drogenmissbrauch oder jede Art von Suchtverhalten beeinträchtigen die geistige Klarheit und behindern den Fortschritt. All diese schlechten Angewohnheiten sollten möglichst vermieden werden.

7. *bhranti darsana*: falsche Wahrnehmung oder Täuschung

über den wahren Zustand des Geistes

Eine illusionäre Vorstellung über unseren mentalen und emotionalen Zustand kann ebenfalls unsere Praxis blockieren. Wenn wir beunruhigt über etwas sind, uns aber vormachen, alles sei in Ordnung, dann kann sich keine innere Ruhe einstellen. Die Quelle der Irritation muss aufgedeckt und die wahren Verhältnisse ergründet werden, damit das Hindernis überwunden werden kann.

8. *labdha bhumikatva*: Mangel an Ausdauer, mangelnde Zielstrebigkeit

Mangelnde Ausdauer ist einer der Hauptgründe, warum Menschen ihre Yoga-Praxis aufgeben. Häufig ist eine physische oder psychische Überforderung schuld daran. Eine Vereinfachung oder Verkürzung der Praxis kann in diesem Fall hilfreich sein.

9. *anavasthitattvani*: Regression, die Unfähigkeit, Fehler zu akzeptieren

Die Unfähigkeit, Fehler anzuerkennen und daraus zu lernen, lässt uns oft im Kreis drehen und nicht weiterkommen. Wir tendieren dazu, immer das Gleiche zu tun oder auf die gleiche Art zu reagieren, weil wir daran gewöhnt sind. Dies fällt leichter, als neue Lösungsmöglichkeiten zu suchen. Unbekannte Dinge oder Verhaltensweisen machen uns Angst, da machen wir lieber, was wir schon immer getan haben. Anstatt nach alternativen Lösungen zu suchen, verhalten wir uns immer wieder gleich, selbst wenn es das gewünschte Ergebnis weiterhin nicht eintritt. Auf lange Sicht aber macht das gleiche Verhalten ohne nützliches Ergebnis unseren Geist verrückt:

> Wahnsinn ist, immer das Gleiche zu tun und trotzdem ein anderes Ergebnis zu erwarten.[105]

Jedoch können wir uns darin üben, begangene Fehler im positiven Licht zu sehen, wir können sie als einen notwendigen Schritt zum Erfolg bewerten. Fehler bringen uns neue Erkenntnisse über uns selbst und Einsichten, die unserer Entwicklung förderlich sind. Der Schmerz, den wir fühlen, wenn wir etwas falsch gemacht haben, dient zu unserer Motivation, bessere Lösungen zu finden und den Fehler nicht zu wiederholen. Umgekehrt ist es wenig hilfreich, einen Fehler als Totalversagen zu interpretieren und deswegen ein Vorhaben ganz aufzugeben. Auf diese Weise können wir am spirituellen Weg nicht fortschreiten.

Was immer die Ursache für ein Hindernis ist, es gibt klare Anzeichen, wenn wir vor einem solchen stehen. Das Yoga Sutra I. 31 nennt vier Symptome, die eindeutig darauf hinweisen, dass etwas nicht in Ordnung ist.
1) *duhkam*: Schmerz
2) *daurmanasya*: seelische Not, Verzweiflung, negatives Denken
3) *angame jayatva*: Schütteln, Zittern oder Schwanken des Körpers
4) *svasa prasvasa*: Störung der Atmung, Atemlosigkeit

Tritt eines oder mehrere dieser Symptome auf, dann ist es wichtig, auf sie zu achten und den Ursachen auf den Grund zu gehen. Nur so können Verletzungen vermieden und Blockaden aufgelöst werden.

Patanjali präsentiert in den folgenden Sutras Lösungen, mit deren Hilfe wir die Hindernisse überwinden können. Die erste Lösung ist ein allgemeiner Rat. Sie weist darauf hin, dass wir uns auf eine Möglichkeit konzentrieren sollten.

> YS I.32
> Um dies (einen unruhigen Geist) zu vermeiden, praktiziere ein Prinzip.

Zu verschiedenen Zeiten für verschiedene Probleme kann jeweils eine andere Lösung geeignet sein. Wir müssen nur die richtige für uns finden.

Die zweite Lösung stellt die vier Prinzipien des Buddhismus vor.

YS I.33 erklärt, der Geist werde ruhig, wenn wir
- Freundschaften mit glücklichen und fröhlichen Menschen pflegen,
- Mitgefühl für unglückliche Menschen (diejenigen, die leiden) haben,
- gute Taten und gute Arbeit schätzen,
- gleichgültig gegenüber schlechten Taten bleiben (uns nicht von ihnen stören lassen, Abstand halten oder uns von ihnen distanzieren).

Die dritte Lösung empfiehlt Atemübungen. Durch die Kontrolle des Atems lernen wir, unseren Geist zu beherrschen. Mit etwas Übung können dann auch Gefühle wie Wut, Furcht oder Panik unter unsere mentale Kontrolle gebracht werden. Die Atemübungen beruhigen den Geist und bringen inneren Frieden. Besonders effektiv sind sie dann, wenn wir den Atem anhalten, wie Patanjali in diesem Sutra anmerkt.[106]

YS I.34
Or [die Stabilität des Geistes wird erreicht] durch Ausatmen und Zurückhalten von Prana.

Ein weiteres Sutra rät, Hilfe zu suchen, wenn man mit einem Problem konfrontiert wird.

YS I.37
Oder (konzentriere) das Bewusstsein auf einen, der frei von Anhaftung ist.

Wir können jemanden um Hilfe fragen, der das gleiche Problem schon gemeistert hat. Im Gespräch mit jemandem, der eine ähnliche Erfahrung (z.B. einen Unfall) hatte, bekommen wir Hilfe und Rat bei der Lösung unseres Problems, weil wir von den Erfahrungen des anderen lernen können. Dies kann auch durch eine Selbsthilfegruppe geschehen, oder wir bitten einen Lehrer, Guru oder Therapeuten um Unterstützung. Ein Vorbild zu finden oder ein Buch über eine bewunderte Person zu lesen, kann ebenfalls die Stimmung heben und helfen, ein Problem zu bearbeiten.

Eine andere Lösung konzentriert sich auf die Informationen, die unsere Träume anbieten. Siegmund Freud war nicht der erste, der die Tiefsinnigkeit von Träumen entdeckte. Zu allen Zeiten war man sich der Weisheit, die in Träumen verborgen ist, bewusst, und so findet sich auch bei Patanjali ein Hinweis darauf.

> YS I.38
> Oder (Meditation über) das aus Träumen und Tiefschlaf gewonnene Wissen (ist hilfreich).

In alten Zeiten sah man den Traum als eine Botschaft Gottes an. So finden wir mehrere Geschichten im Alten Testament, in denen Gott durch Träume mit den Menschen spricht und auf diese Weise seine Botschaften vermittelt. Heute wissen wir, dass das Unterbewusstsein durch Träume versucht, mit dem Bewusstsein zu kommunizieren, und oft hilfreiche Informationen anbietet, die in der Meditation weiter erforscht werden können. Auch guter und tiefer Schlaf ist bedeutsam. Dort kommen wir in Kontakt mit unserem wahren Selbst und können durch die nachhaltige Erholung die Kraft finden, Hindernisse zu überwinden.

Viele Meditationstechniken[107] arbeiten mit einem Objekt wie einem Bild, einem Mantra, einer Kerzenflamme oder ähnlichem. Eine solche Meditation kann ebenfalls hilfreich sein, um den Geist zu reinigen und zu beruhigen.

> YS I.35
> Oder Beständigkeit (des Geistes) erfolgt, wenn der Verstand an ein Objekt gebunden wird.

Das nächste Sutra rät uns, unsere Aufmerksamkeit auf ein Objekt zu richten, das positive Resonanz in unserem Geist erzeugt.

> YS I.36
> Oder (fokussiere den Geist) auf das, was frei von Leiden leuchtet.

Wenn man sich auf etwas konzentriert, das größer als man selbst ist, wie z.B. ein Gottesbild, die Natur oder Kunst, dann wird der Geist inspiriert, stabilisiert und belebt.

Die letzte Hilfestellung macht darauf aufmerksam, dass das Objekt der Meditation frei wählbar ist. Alles kann zum Objekt der Mediation werden.

> YS I.39
> Oder Meditation wie gewünscht.

Jede Form von Meditation unterstützt die Anstrengung, sich seiner selbst bewusster zu werden, Probleme zu bearbeiten und mehr Aufmerksamkeit für sich und seine Umgebung zu entwickeln. Sie stellt uns den Raum zur Verfügung, um uns selbst zu spüren, wahre Motive zu ergründen und tiefer liegende psychische Muster (= Samskara) zu erforschen.

In den antiken Schriften finden sich weitere Anweisungen und Ratschläge, die hilfreich für unsere Praxis sein können. Um Ashtanga Yoga richtig auszuführen und die tiefer gehenden Wirkungen zu erfahren, müssen wir vor allem zwei Prinzipien beachten.

## Zwei komplementäre Prinzipien

> YS I.12
> Das Stillhalten (der Aktivitäten des Geistes) erfolgt durch Übung und Loslösung.

Die Übung wird in diesem Sutra mit dem Wort *abhyasa* beschrieben, welches die aktive Anstrengung des Übenden beschreibt. Der Fokus liegt auf der wiederholten Anstrengung, die uns vor allem die körperlichen Übungen des Ashtanga Yogas abverlangen.

> YS I.13
> Übung ist die beständige Anstrengung, die Aktivitäten des Geistes zu beruhigen.
> YS I.14
> Und sie (= die Übung) besitzt ein festes Fundament, wenn sie für eine lange Zeit, ohne Unterbrechung, aufmerksam und fleißig gemacht wird.

Jeder Mensch, der Yoga übt, bemerkt bald die hilfreichen Effekte der Praxis, aber er stellt auch fest, dass es keine Lösung ist, die auf Knopfdruck funktioniert. Man muss Körper und Geist Zeit geben, die neuen Impulse zu verarbeiten und in den eigenen Lebensstil zu integrieren. Die heilenden und den Geist verändernden Wirkungen des Yogas brauchen Zeit und beständige Übung, um sich bemerkbar zu machen. Wir benötigen auch eine positive Einstellung zu den Übungen, die uns schwer fallen. In der Praxis sollte man nicht vor schwierigen oder ungewohnten Dingen zurückschrecken, sondern das dadurch Erfahrene zur Selbsterkenntnis nutzen. Gerade die Übungen, die wir am wenigsten mögen, sind diejenigen, die unser Körper oder unser Geist am meisten braucht. Darum ist es vorteilhaft, mindestens einmal in der Woche eine Yogaklasse zu besuchen, da man dort auch "ungeliebte" Übungen machen muss, die man bei einer Praxis zu Hause allzu gern vermeidet. In einer Yogaklasse verspürt man durch die Anwesenheit anderer Schüler und die Aufmunterungen der Lehrerin auch mehr Motivation, die Anstrengungen auf sich zu nehmen. Nur eine regelmäßige Teilnahme an Yogaklassen fördert raschen Fortschritt und erzeugt bleibende Effekte.

Die Yogapraxis ist wie das Erlernen einer Sprache. Dasselbe muss immer wieder wiederholt werden, bis es fest im Gedächtnis verankert ist. Wir erkennen durch die Wiederholung der immer gleichen oder ähnlichen Übungen sehr genau, wie kräftig oder schwach der Körper ist, und wie zerstreut oder konzentriert der Geist ist. Wenn wir täglich üben, so ist das eine gute Messlatte um zu wissen, über welche Energien und Möglichkeiten wir verfügen, und das kann uns helfen, zu entscheiden, wie viel weitere "Anstrengungen" wir für den Rest des Tages auf uns nehmen können und wollen.

Hinsichtlich der Gesunderhaltung des Körpers wäre es empfehlenswert, jeden Tag eine halbe bis zwei Stunden Asanas zu praktizieren. Dies ist nicht immer möglich, jedoch sollte man bedenken, dass mit Praxis nicht ausschließlich körperliche Aktivität gemeint ist, sondern auch geistige. Atemübungen und Meditation gehören genauso zur Yogapraxis. Wenn man z.B. eine Stunde täglich Zeit hat, wäre ein gutes Übungsverhältnis: zwanzig Minuten Körperübungen, zwanzig Minuten Atemübungen und zwanzig Minuten Meditation. Was und wie viel man übt, kann jeder selbst bestimmen, wichtig ist nur, dass es kontinuierlich geschieht.

Im Ashtanga Yoga wird sechs Tage die Woche die sogenannte "Erste Serie" in Abschnitten oder als Ganzes geübt, fortgeschrittene Studenten alternieren dies mit der Zweiten (Intermediate) Serie.[108]

Traditionellerweise wird am Samstag nicht geübt, man kann jedoch den Ruhetag so wählen, wie er zum eigenen Lebensrhythmus passt. Des Weiteren wird angeraten, nicht an den sogenannten Mondtagen (Voll- und Neumond) zu üben, da man der Ansicht ist, dass an diesen Tagen zu starke Energien Körper und Geist beeinflussen, um zu einer entspannten Übungspraxis zu gelangen. Für Frauen kommen noch die in Indien freundlicherweise "Frauenferien" genannten Tage hinzu, die ersten Tage der Menstruation. Da Frauen unterschiedlich von ihrer Periode betroffen sind, sollten sie selbst entscheiden, ob sie an diesen Tagen praktizieren möchten oder nicht, meistens werden ein bis drei Tage frei genommen. Für die Dauer der Menstruation wird von vielen Lehrern empfohlen, keine Umkehrpositionen auszuführen, es gibt jedoch keinen wissenschaftlichen Beweis, dass diese für den weiblichen Körper in irgendeiner Form schädlich wären.

Die Ruhetage verhindern eine Überanstrengung des Körpers und ermöglichen die notwendige Regeneration. Wir müssen bei einer intensiven Praxis vermeiden, uns ausschließlich auf die anstrengenden Übungen zu konzentrieren, denn sonst laufen wir Gefahr, in eine verkrampfte Praxis zu schlittern, die Verspannungen und Blockaden in Körper und Geist verstärkt und zu Verletzungen führen kann. Zum Ausgleich praktizieren wir das zweite Prinzip, nämlich loslassen, sich gehen lassen, sich entspannen.

> YS I.15
> Loslösung ist das Gesehene nicht zu begehren und nach Gehörtem nicht zu verlangen.

Mit der Loslösung sind vor allem materielle Dinge (= das Gesehene) gemeint. Der Yogi löst sich von dem Wunsch, das, was er gesehen hat, in seinen Besitz zu bringen. Er begehrt auch keine Dinge, von denen er gehört hat, also zum Beispiel überirdische Dinge wie Unsterblichkeit. Der Yogaübende soll sich demnach von allen Begierden und Begehrlichkeiten lösen, und seine Aufmerksamkeit allein auf den Moment des Tuns konzentrieren. Diese Loslösung, mit dem Wort *vairagya* bezeichnet, verlangt gleichfalls beständige Übung. Während wir in der physischen Übung aktiv sind, geschieht die Loslösung passiv. Wir lassen los, wir entspannen uns, werden eins mit dem Sein, damit wir auch unser Ego mehr und mehr loslassen können. In einer Yogaklasse wird Vairagya vor allem in der Schlussentspannung praktiziert, für die man Savasana, die sogenannte Totenstellung, einnimmt. Das Ruhen nach der Anstrengung ist von enormer Wichtigkeit und sollte immer durchgeführt werden, egal welche Übungen man vorher gemacht oder wie lange man geübt hat. Die entspannte Haltung sollte so lange eingenommen werden, bis der Herzschlag wieder ruhig und normal ist. Aber auch in den Asanas können wir Loslassen praktizieren. Je öfter wir Positionen oder Atemtechniken üben, desto leichter fallen sie uns. Die Anstrengung in der Übung nimmt mit der Zeit ab, das Loslassen aller Anspannung wird einfacher. Wir kämpfen dann nicht mehr gegen körperliche Einschränkungen oder gegen unseren unruhigen und abwesenden Geist an, sondern werden eins mit uns selbst. Eine Position sollte mit der Zeit so gelassen und entspannt ausgeführt werden, dass wir in ihr meditieren können, ohne von physischen Einschränkungen oder anderen Störungen in unserer Konzentration abgelenkt zu werden. Dann gilt sie als gemeistert. Die höchste Stufe der Loslösung ist dann erreicht, wenn wir alles Verlangen vollkommen beherrschen.

> YS I.16
> Die höchste (Loslösung) ist das durch die Klarheit des Geistes (entstandene) Nicht-Verlangen nach den Qualitäten der Materie.[109]

Ist der Moment erreicht, in dem der Geist nicht mehr mit der Vergangenheit ringt oder sich um die Zukunft sorgt, sondern ganz gelassen im gegenwärtigen Moment ruht, dann erlangen wir die Klarheit, die uns zur Selbsterkenntnis führt. Dann erleben wir Samadhi, die Erleuchtung im yogischen Sinne.

Dieses erhabene Ziel ist nicht leicht zu erreichen, aber bestimmte

Dinge können unsere Bemühungen unterstützen und hilfreich sein.

## Das Umfeld der Praxis

Die Umgebung, in der man Yoga übt, hat einen nicht zu vernachlässigenden Einfluss auf den Zustand des Geistes. Die Hatha Yoga Pradipika beschreibt im Detail, wie das Umfeld aussehen soll, in dem man am besten Yoga übt.

> HYP I.77
> In einem wohlregierten, rechtsstaatlichen, nahrungsreichen und störungsfreien Land soll sich der Yogi allein in der Mitte einer Zelle, ungefähr 1,5m2 groß, ohne Steinboden, ohne Wasser und Feuer (womit es ein Wohnhaus wäre) gezügelt in Vergnügen aufhalten, um Erfolg zu haben.

Ein Yogaraum soll also ausschließlich für die Yogapraxis genutzt werden und die sozialen wie gesellschaftlichen Lebensbedingungen sollten so geordnet sein, dass sie den Yogi nicht beeinträchtigen, wie das z.B. Nahrungsmittelmangel oder Krieg tun würden. Gezügelt in Vergnügen bedeutet, dass der reine und ruhige Ort nicht durch Musik, Partys oder auch nur Zigaretten verunreinigt werden darf, aber auch, dass man dort keine zügellosen Handlungen ausführt.

Auch die Zelle oder Hütte wird genau beschrieben.

> HYP I.78
> Mit einer kleinen Tür, ohne Luftloch, Höhle oder Öffnung (Fenster), weder zu hoch, noch zu niedrig, noch zu lang, mit Kuhmist dicht bestrichen, schmutzfrei, frei von Ungeziefer, draußen erquicklich durch Laube, Opferstätte und Brunnen, von einer Mauer umgeben,

das ist die Beschreibung eines Yogaraums, wie sie von den Hatha-Yoga praktizierenden Meistern verkündet wurde.

In modernen Begriffen dargestellt sollte ein Yogaraum also immer sauber, ordentlich und frei von Tieren und anderen störenden Einflüssen sein. Die Raumgröße sollte der Anzahl der Schüler angemessen sein, etwa 2m$^2$ pro Person. Ebenfalls sollten sich keine äußeren Stimuli wie z.B. Bilder darin befinden. Vor dem Yogaraum empfiehlt sich ein geschützter, ruhiger Platz, wo sich die Schüler erfrischen und erholen können. Dieser Vorgabe kommen Yogastudios nach, wenn sie Tee und Sitzgelegenheiten anbieten oder ein Café angeschlossen haben.

HYP I.79
In einer derartigen Klause sich befindend soll der Yogi frei von allen Sorgen in der von dem Guru unterrichteten Methode ständig nur Yoga üben.

Alles Ablenkende oder emotionell Belastende sollte also von der Yogapraxis ausgeschlossen werden. Hier wird auch angedeutet, wie intensiv man Yoga üben sollte, und dass die Methode dem Guru oder Lehrer nachrangig ist.

Das Wort *guru*[110] bezeichnet jemanden, der den Schüler von der Dunkelheit des Nicht-Wissens befreit und den Weg zum Licht der Erkenntnis ebnet. Um bei dem Bild des Yogahauses zu bleiben, der Guru/Lehrer/Meister zeigt uns seinen Weg vom Keller hinauf aufs Dach der Erkenntnis. Wir alle tragen das notwendige Wissen in uns, es ist nur verdeckt, vielleicht verschüttet oder vergraben. Die Aufgabe des Lehrers ist es, Blockaden und Hindernisse aufzuzeigen und dem Schüler bei ihrer Beseitigung hilfreich zur Seite zu stehen. Es ist nicht die Aufgabe des Lehrers, dem Schüler zu sagen, was er zu tun und zu lassen hat, er kann ihm nur Anregungen und Ratschläge geben. Er öffnet die Tür für den Schüler, dieser muss aber selbst hindurchgehen.

Die wichtigste Voraussetzung um Yoga erfolgreich zu betreiben ist, die Motivation zur Praxis zu finden. "Faul sein" ist sicher das Gegenteil von "Erfolg haben", wie auch die Hatha Yoga Pradipika anmerkt:

> HYP I.66
> Gleichgültig, ob jung oder alt, ob krank oder gesund, derjenige, der die Faulheit verwirft, hat Erfolg in Yoga.

Mit der richtigen Motivation können wir eine konstante Praxis entwickeln, die die Basis dafür darstellt, um auf dem spirituellen Weg voranzukommen.

> HYP I.67
> Erfolg kommt zu dem, der praktiziert. Wie kann jemand ohne Praxis Erfolg haben? Yoga kann nicht allein durch das Lesen von Lehrbüchern erfahren werden.

> HYP I.68
> Es wird auch nicht erreicht durch das Tragen einer speziellen Yogakleidung oder durch Gespräche über Yoga. Nur in der Praxis liegt das Geheimnis des Erfolgs. Daran gibt es keinen Zweifel.

Für einen etwa 500 Jahre alten Text passen diese Worte erstaunlich gut zu unserem modernen Zeitgeist, der gerne suggeriert, das richtige Outfit oder das richtige Hochglanzmagazin seien für die richtige Praxis unerlässlich. Pattabhi Jois fasste das so zusammen:

Yoga ist 99% Praxis und 1% Theorie.[111]

Die Hatha Yoga Pradipika beschreibt die Bedingungen für den Erfolg im Yoga folgendermaßen:

> HYP I.16
> Die folgenden sechs bringen Erfolg: ein heiteres Gemüt, Ausdauer, Mut, Selbsterkenntnis, Glaube und die Vermeidung von [überflüssiger] Gesellschaft.

Eine positive Einstellung, Geduld und Beharrlichkeit sind ebenso notwendig wie die Bereitschaft, unangenehme Dinge über sich zu lernen, und den Glauben an die Sinnhaftigkeit seines Tuns nicht zu verlieren. Auch sollte man seine Zeit nicht mit überflüssigen Gesprächen vertun, die gerne als Vorwand dafür genutzt werden, nicht zu üben. Neben der Beharrlichkeit ist auch die Freude an der Praxis eine unabdingbare Voraussetzung, um erfolgreich zu sein.

> YS I.21
> Wer intensiv und vergnügt übt, findet das Ziel nah.

Die Intensität der Übung darf die Freude an ihr nicht zunichte machen. Deshalb sollten wir alles vermeiden, was die Praxis frustrierend oder anstrengend macht.

Viele Dinge können unsere Praxis behindern und den spirituellen Fortschritt verlangsamen. Die Hatha Yoga Pradipika warnt:

> HYP I.15
> Yoga wird durch folgendes verdorben: zu viel essen, schwere körperliche Arbeit, zu viel reden, das Befolgen von asketischen Vorschriften, zu viel Gesellschaft und ein knurrender Magen [z.B. durch Fasten oder Hunger].

Jedes extreme Verhalten ist schädlich für die Praxis und kann uns negativ beeinflussen (siehe Kapitel III, 4. Yama Brahmacharya). Wer fastet, sollte körperlich anstrengende Übungen vermeiden. Andernfalls werden Körper und Geist zu stark belastet, und das kann zu einem physischen oder psychischen Zusammenbruch führen. Das erste Ziel im Yoga ist ja, Leiden zu vermindern, ja zu eliminieren. Unserer Praxis darf auf keinen Fall neues Leiden oder Schmerzen erzeugen, das sollte der Übende immer bedenken.

# Schlusswort

Nur wenige Menschen können so weit auf dem Weg des Yoga gehen, als dass sie tatsächlich das Endziel Samadhi permanent erreichen. Nichtsdestotrotz ist Ashtanga Yoga ein nützliches und hilfreiches Werkzeug, das jedem zur Verfügung steht und bei genügend Engagement unsere Lebensqualität entscheidend verbessert. Selbst moderne Neurowissenschaft[112] sagt uns, dass jede Verbesserung in Richtung eines höheren Bewusstheitgrades uns hilft, leichter mit unserem Leben umzugehen und uns glücklicher macht.

Die Praxis von Ashtanga Yoga dient uns vor allem dazu, das enorme Potenzial des Geistes auszuschöpfen und zu lernen, dieses machtvolle Instrument wirkungsvoll und gezielt einzusetzen. Die Yogapraxis verbessert unsere mentalen Fähigkeiten und bringt uns vor allem im Bereich der persönlichen Transformation und des spirituellen Wachstums entscheidend voran.

Manchmal ist es eine Herausforderung, die uns auf ziemlich steile Wege, durch enge Passagen und unangenehme Erfahrungen führt, aber schlußendlich ist es die Reise wert, weil sie Leiden und Schmerzen reduziert und eliminiert und gleichzeitig Freude und Zufriedenheit in unser Leben bringt. Es tut dies, ohne die Realität zu verfälschen. Ein bloßes "Wohlfühl-Yoga", wie es in einigen esoterischen Interpretationen gelehrt wird, kann die tatsächlichen Probleme des Lebens nicht lösen. Spirituelles Wachstum bedeutet

Glück im akkuraten Verhältnis zur Realität zu finden. Wenn Yoga wirklich verstanden wird, baut es kein künstliches Paradies und verkündet keine Heilslehre, sondern lehrt eine nüchterne und wahrheitsgemäße Sicht der Welt.

Die Vorstellung, dass es eine Person geben kann, die nur gute Seiten hat, immer glücklich ist und keine negativen Facetten besitzt, ist eine Illusion und ein Wunschdenken, das sich aus unserem christlichen Kulturerbe speist. Es erfasst die Realität nicht. Die indische Kultur trennte Schatten und Lichtseiten einer Person nicht, sondern strebt eine Harmonie zwischen beiden an, und wird deswegen oft als ganzheitlich empfunden.

Ashtanga Yoga betrachtet Menschen so, wie sie sind: mit guten und schlechten Seiten, mit sowohl positiven als auch negativen Impulsen. Die Praxis ermöglicht uns zu lernen, unsere negativen Impulse soweit zu kontrollieren, dass wir möglichst wenig Schaden anrichten, und unsere positiven Persönlichkeitsanteile so zu fördern, dass wir in Harmonie mit uns selbst und mit der Welt leben können.

Die Autorin hofft, mit diesem Buch die Tür zu mehr Erkenntnis und Wissen über Ashtanga Yoga geöffnet zu haben. Zum Abschluss noch ein Ratschlag:
Alles, was in diesem Buch beschrieben wurde, sollte an der eigenen Lebensrealität reflektiert werden. Kein Mensch besitzt die

absolute Wahrheit, sondern nur eine Vision seiner eigenen Wahrheit, beeinflusst von den Aktivitäten seines Geistes. In diesem Sinne bittet die Autorin die LeserInnen, sich diese Worte Buddhas zu Herzen zu nehmen:

> Verlasst euch auf euch selbst und nicht auf irgendeinen anderen. Glaubt mir nichts, nur weil ich es gesagt habe, sondern prüft, ob es eurer Erfahrung entspricht.
> **Seid euer eigenes Licht.**[113]

# Literaturverzeichnis

**BG**: The Bhagavad Gita, Easwaran Eknath, 1985. ISBN 0-14-019008-2

**YS**: Light on the Yoga Sutras of Patanjali, B.K.S. Iyengar, 1993. ISBN 0-00-714516-0

**HTTP**: Hatha Yoga Pradipika, Swami Svatmarama, Foreword by B K S Iyengar. 1991. ISBN 81-7030-808-9


Yogaleitfaden: Der Yogaleitfaden des Patanjali, Sanskrit/Deutsch, übersetzt und herausgegeben von Reinhard Palm. Reclam, 2010. ISBN 978-3-15-020197-8

Pranayama - die große Kraft des Atems, André Van Lysebeth, Bern (1971) 1995. ISBN 3-502-63414-9

Licht auf Pranayama. Die Atemschule des Yoga, B.K.S. Iyengar, 1998. ISBN-10: 3502633363

The philosophy of Classical Yoga, Georg Feuerstein, 1980. ISBN 0-7190-0777-1

The Yoga-Sutra of Patanjali – A new translation and Commentary, Georg Feuerstein, 1979. ISBN 978 - 089291262

[1] YS = Yoga Sutras. Alle Zitate stammen aus den Yoga Sutras von Patanjali (siehe Literaturliste).

[2] Sanskrit *ashta* = acht, *anga* = Glied oder Stufe.

[3] Die Indus-Kultur war eine städtische Zivilisationen, die etwa tausend Jahre lang entlang des Indus bestand. Zitiert aus: http://de.wikipedia.org/wiki/Indus-Kultur, 3.9.2013

[4] Sanskrit *véda* = Wissen. Die Veden dürfen nicht mit der späteren hinduistischen Vedanta Tradition verwechselt werden. Siehe auch Fussnote 9.

[5] Letzteres war wichtig, da auch die Veden über Jahrhunderte hinweg mündlich weitergegeben wurden.

[6] Vyasa wurde Veda Vyasa oder "Teiler der Vedas" genannt. Das Sanskritwort *vyasa* bedeutet teilen, unterscheiden oder beschreiben. Traditionell wird er für den Autor des Mahabharata Epos gehalten und tritt dort auch als wichtige Figur auf. Es ist unmöglich festzustellen, wann der historische Vyasa gelebt hat. Ihm werden achtzehn wichtige, wenn nicht alle Puranas (das sind Zusatztexte zu den Veden) zugeschrieben. Auch hält man Vyasa für den Verfasser eines Kommentars zu den Yoga Sutras von Patanjali. Da dies aber ein sehr viel jüngerer Text ist, kann Vyasa nicht der Autor sein, außer man zieht seine Unsterblichkeit in Betracht.

[7] Sanskrit, wörtlich "man setzt sich nahe hin"; Das bedeutet "man sitzt zu Füßen eines Lehrers (Guru)". Dies drückt die mündliche Tradition von Lehrer zu Schüler aus. Philosophische Tradition wurde innerhalb der eigenen Kaste oder Familie weitergegeben. Schriftliche Aufzeichnungen, die man für wenig wertvoll hielt und wegen des allgemeinen Analphabetismuses auch wenig sinnvoll waren, begannen erst in der klassischen Periode (400 v. Chr. - 700 n. Chr.).

[8] Sanskrit *maya* bedeutet "Illusion, Magie". Besonders im Advaita Vedanta repräsentiert die Illusion von Maya das begrenzte, verblendete Ego, das die Realität als nur psychisch und mental versteht und das wahre Selbst (Atman), das eins mit Brahman ist, nicht erkennt. Um Moksha (Befreiung) zu erreichen, muss Maya überwunden werden. Zitat von: http://de.wikipedia.org/wiki/Maya_%28Mythologie29%

[9] In den meisten Texten bezog sich der Begriff Vedanta einfach auf die Upanishaden. Ab etwa dem 8. Jahrhundert war es der Name einer philosophischen Schule, die die Upanishaden interpretierte und - ihrer Meinung nach - zum Abschluss brachte. Etymologisch bedeutet *veda* "Wissen" und *anta* bedeutet "Ende", also ist die wörtliche Bedeutung des Begriffs "Vedanta" "das Ende des Wissens" oder "das ultimative Wissen".

[10] Bhagavad Gita kann mit "Gesang Gottes" übersetzt werden.

[11] Die Bhagavad Gita wurde vermutlich zu einem späteren Zeitpunkt in die Mahabharata eingefügt. Das Mahabharata Epos ist eines der beiden großen Sanskrit-Epen des antiken Indiens, das zweite große Epos ist die Ramayana.

[12] Sanskrit *bhakti* wird aus der Wurzel *bhaj* gebildet, was übersetzt "beten" oder "Gott anbeten" bedeutet.

[13] Sanskrit *kirtan*: Lobgesang, spirituelle Wechselgesänge; auf den Ruf eines Vorsängers folgt die Antwort des Chors.

[14] Sanskrit *mantra* = Spruch. Im Hinduismus und Buddhismus oft als magische Formel verwendet.

[15] Zitat aus Wikipedia -> Jnana Yoga, http://de.wikipedia.org/wiki/Jnana_Yoga

[16] Der Sanskrit-Begriff *samkhya* bedeutet wörtlich "Zahl", "Aufzählung" oder "das, was etwas in allen Einzelheiten beschreibt." Diese Philosophie gilt als eines der ältesten orthodoxen philosophischen Systeme Indiens, dessen Anfänge bis in die Zeit der Upanishaden zurückreichen.

[17] Purushas werden als viele individuelle Seelen gedacht, die als bewusst gelten und nicht aus Gunas (siehe Fußnote 32) bestehen. Sie sind die stillen

Beobachter von Prakriti (Materie oder Natur), das aus den drei Gunas gebildet wird.

[18] Der Begriff ähnelt dem, was der französischer Philosoph, Mathematiker und Naturwissenschaftler Rene Descartes als "res cogens" und "res extensa" beschrieben hat, die auf die menschliche Existenz, den Körper als physische Existenz (Prakriti) und den Geist als spirituelle Existenz (Purusha) heruntergebrochen werden können.

[19] Siehe Abschnitt Bhagavad Gita.

[20] Sanskrit *pada* = Buch.

[21] Das Sanskritwort *sutra* bedeutet "Faden" und bezieht sich auf die Kette der Japa Mala (hinduistische Gebetsschnur). Es kann mit Aphorismus oder Leitfaden übersetzt werden und hat sechs Charakteristika: *alpaksaran*: bedeutet "kleines Wort" und zeigt die Ökonomie der Wörtern an; *asandigdham*: klar, präzise, nicht vage, *sarvat*: voller Essenz und Bedeutung, *visvathomugam*: universale Anwendung, *athobugam*: existiert, ist real, keine Illusion, *anavadyam*: Verwendung von respektvollen Wörtern, beinhält keine Kritik an anderen.

[22] Original: *"Aphorisms, representing a broken knowledge, invite men to inquire further"*; Francis Bacon, in "Of the Proficiency and Advancement of Learning", 1605.

[23] Siehe Kapitel 2. Abschnitt Asana

[24] Sanskrit *kundalini* = Schlangenkraft. Sie wird als eine spirituelle Kraft im Menschen beschrieben, die symbolisch in Form einer Schlange am unteren Ende der Wirbelsäule schläft. Durch yogische Praktiken soll sie erweckt werden und aufsteigen, wobei sieben Chakren (Energiezentren im Oberkörper) durchstoßen werden. Erreicht sie das oberste Chakra an der Krone des Kopfes, kann sie sich mit der kosmischen Seele vereinigen und der Mensch höchstes Glück, in anderen Worten Erleuchtung, erlangen.

[25] HYP I.3: Für diejenigen, die in der Dunkelheit der widerstreitenden

Glaubensbekenntnisse und Philosophien wandern, unfähig zu den Höhen des Raja Yoga emporzusteigen, hat der barmherzige Yogi Svatmarama das "Licht auf Yoga" (= Hatha Yoga Pradipika) angezündet.

[26] Dies soll in den 30er Jahren von zwei Medizinern bei einem Experiment bestätigt worden sein. Leider fand sich keinen bibliografischer Hinweis.

[27] Sjoman, N.E. (1999). Die Yoga Tradition des Mysore Palastes. Neu-Delhi, Indien: Abhinav-Publikationen. S. 49.

[28] *"Yoga is a way to freedom. By its constant practice, we can free ourselves from fear, anguish and loneliness."* Indra Devi zitiert von http://www.brainyquote.com/quotes/authors/i/indra_devi.html#MYltZ3LBmX1Ikt67.99; 20.10.2013

[29] Sanskrit *du* = Beschränkung, Einengung, *kham* = Raum oder Herz-Bereich. *Duhkha* bedeutet demnach Beschränkung im Raum, Verengung im Bereich des Herzens, die eine schmerzhafte Wirkung hat und Leiden schafft. Vyasa beschreibt im "Vishnu Purana" drei Arten von Duhkha: *adhyatmika*: selbst gemacht, *adhibautika*: von anderen verursacht, *adhidavika*: Naturkatastrophen.

[30] Das Gegenteil von *duhkha* ist *sukha*, was "Freiheit im (Herz-)Raum" oder auch "Glück" bedeutet.

[31] Mehr dazu siehe Kapitel III, Abschnitt Samadhi.

[32] Sanskrit *guna* bedeutet "Schnur" oder "der einzelne Faden einer Kordel." In abstrakter Form kann es "Unterteilung, Eigenschaft, Qualität", oder ein operatives Prinzip oder Tendenz bedeuten. Es werden drei Gunas genannt: *tamas* bezeichnet Stabilität, Trägheit, Dunkelheit, *rajas* ist Aktivität, Rastlosigkeit, Bewegung, Energie und *sattva* steht für Ruhe, Weisheit, Licht, Klarheit, Güte und Harmonie. Alle körperlichen und psychischen Phänomene der Erscheinungswelt sind von den Gunas geprägt und erhalten durch sie ihre spezifische Qualität.

[33] Der Buddhismus kennt zehn Kleshas ( = „Verunreinigungen"): Gier oder Begierde, Hass, Verblendung, (Ich-)Dünkel, (falsche) Ansichten,

Zweifel, Starrheit oder Trägheit, Aufgeregtheit oder Anmaßung, Schamlosigkeit, Gewissenlosigkeit oder Rücksichtslosigkeit.

[34] 5. Niyama: Ishwra Pranidhana: Demut, Hingabe, Akzeptanz, siehe Kapitel III, Abschnitt Niyama.

[35] Zitiert nach. https://de.ashtangayoga.info/philosophie/hatha-yoga-pradipika/kapitel-1/item/vidyaa-para-gopyaa-yoginaa-siddhim-icchataa/

[36] Alle Zitate aus der Bhagavad Gita stammen von Easwaran Eknath (siehe Literaturliste).

[37] The Marshmallow Study von Walter Mischel, Ph.D. Stanford University

[38] http://imgriff.com/2010/07/27/selbstkontrolle-verbessern-der-gluecksmuskel/. 12.6.2011

[39] Bei anderen Yogatraditionen wird es als die Vereinigung des bewussten Selbst mit dem höheren oder göttlichen Selbst beschrieben. Für den Unterschied siehe Kapitel I, Abschnitt Geschichte des Yoga.

[40] *"Like water which can clearly mirror the sky and the trees only so long as its surface is undisturbed, the mind can only reflect the true image of the Self when it is tranquil and wholly relaxed."* Indra Devi zitiert von http://www.brainyquote.com/quotes/authors/i/indra_devi.html#MYltZ3LBmX1Ikt67.99; 20.10.2013

[41] Xenophon, Memorabilia IV 2, 26; zit. n. Pleger, S. 161.

[42] Dieser letzte Vers enthält das Konzept der Wiedergeburt, wie sie die indische Philosophie beschreibt.

[43] Siehe Kapitel I, Abschnitt Bhagavad Gita.

[44] Siehe Fußnote 32.

[45] Siehe mehr dazu Abschnitt Kleshas.

[46] Sanskrit *kaivalyam* bedeutet Befreiung, Freiheit, absolutes Wissen.

[47] Siehe Kapitel 3, Abschnitt Samadhi.

[48] Yogaleitfaden, Reinhard Palm, S. 67

[49] The Yoga Sutra of Patanjali, Georg Feuerstein, S. 59.

[50] Nirvana ist ein leidensfreier Zustand. Es wird als eine der noblen Wahrheiten im Buddhismus beschrieben und ist ein zentrales Konzept im Janismus. Im Ashtanga Yoga wird dies *kaivalya* genannt, was Freiheit bedeutet (siehe Fußnote 46).

[51] Wenn sich jemand entschließt, dies unter allen Umständen zu tun, wie es zum Beispiel Mahatma Ghandi tat, so wird er "Mahavratam" (= großer Schwur) genannt.

[52] Der Name "Yama" leitet sich von dem Sanskrit-Wort *yam* ab, das "drosseln", "eindämmen", kontrollieren" oder auch "jemanden an die Kandare nehmen" bedeutet. Im Yoga steht Yama demnach für Selbstkontrolle und sich selbst im Griff haben, so wie Yama, der Gott des Todes, alle Wesen des Kosmos fest im Griff hat. Aus: Du bist unsterblich, sagt der Tod: Der Schlüsseltext der Upanishaden zur Vergänglichkeit von Dr. Ralph Skuban, Goldman 2016.

[53] Das Sanskrit-Wort für absolute Wahrheit ist *rtam*, wie es von Patanjali z.B. im Sutra YS I.48 verwendet wird.

[54] Mit Brahma ist die universelle Energie gemeint, siehe Kapitel I, Abschnitt Upanishaden. Dieses Sanskritwort wird aus "*brh*" gebildet, was bedeutet, dass es sich ausdehnt, und der -an-Endung. Brahman bedeuten demnach "das, was sich ausdehnt, um alles zu füllen." Das Sanskritwort *charya* bedeutet "Beschäftigung mit, Engagement, Fortschreiten, Folgen, Gehen".

[55] Siehe dazu Kapitel IV, Prinzip Vairagya.

[56] *You can't always get what you want, but if you try sometimes well you might find, you get what you need.* Aus dem Song: "You Can't Always Get What You Want", songwriters: Mick Jagger / Keith Richards

[57] Sanskrit *ni* = "unter" oder "in" und *yama* = "Zügel" oder "lenken".

[58] Shatkarma ist ein zusammengesetztes Wort und besteht aus zwei Komponenten: *shat*, was "sechs" bedeutet und *karma*, was "Kunst" oder "Prozess" bedeutet. Die Techniken sind: *neti*: Nasenreinigung mit Salzwasser,

*dhauti*: Reinigung des Verdauungstraktes mit einem Baumwollstreifen, *nauli*: Bauchmassage, *basti*: Darmreinigung, *kapalabhati*: Reinigung und Vitalisierung der Frontallappen durch forcierte Atmung, *trataka*: zwinkerloses Starren der Augen auf ein Objekt, bis sie tränen. Manchmal werden die Techniken auch als *shatkriyas* bezeichnet.

[59] Yogaleitfaden, Reinhard Palm, p. 67.

[60] Sanskrit *sva* = "Selbst" und *adhyaya* = "Bildung von".

[61] Sanskrit *ishva* = Licht und *varah* = gibt Nutzen. So ist Ishvarah das Licht, das uns Gnade (oder Segen) gibt, gewöhnlich übersetzt mit Gott oder Gottheit. Pranidhana wird gebildet aus *prana* = Vitalität oder Lebensenergie und *dhana* = geben oder leiten. Das Wort bedeutet also "direkte Energie". Ishvarah-Pranidhana meint dann "leite alle Energie zum Licht, das uns Segen gibt", meist übersetzt mit "vollständiger Hingabe an Gott".

[62] Patanjali spricht von acht *siddhis* oder besonderen Kräften, die man durch die Yoga-Praxis erwirbt: sehr klein werden, sehr groß werden, leicht oder schwer werden, die Macht zu beherrschen und zu erhalten, was man will, die Freiheit des Willens und die Verwirklichung der Wünsche, die Herrschaft über Alle und die Macht, jeden und alles zu unterwerfen. Aus: Licht auf Yoga Sutras, Iyengar, S.177.

[63] In der Ashtanga Praxis sind das fünf Atemzüge.

[64] Diese Energie-Kanäle werden Nadis genannt. Sanskrit *nadi* bedeutet "Röhre, in welcher Energie fließt".

[65] Wenn dieser Verschluss aktiviert wird, dann fließt das normalerweise nach unten strömende Apana-Prana nach oben in Richtung Agni (= gedachtes Feuer im Solarplexus) und dort werden energetische Verunreinigungen verbrannt, d.h. dieses Bandha bewirkt eine vertiefte Reinigung des Körpers.

[66] In Pilates wird dieses Bandha "Powerhouse" genannt, was seine Wirkung sehr schön beschreibt.

[67] Sanskrit *vi* = "gehen, sich bewegen, beginnen von" und *nyasa* = "Platzierung, Pflanzung".

[68] Bevorzugt mit dem Ujjayi-Pranayama, Details dazu siehe im nächsten Abschnitt Pranayama.

[69] Sanskrit *prana* = "Atem, Energie, Stärke oder Lebenskraft" und *ayama* = "Länge, Kontrolle, Ausdehnung".

[70] Siehe Fußnote 52.

[71] Siehe Fußnote 64.

[72] Nur bei einigen speziellen Pranayama-Übungen wie Sitali oder Sitkari wird durch den Mund eingeatmet.

[73] Durch neue medizinische Erkenntnisse könnte man annehmen, dass das System der Faszien vielleicht das Medium für den Fluss für Prana ist.

[74] Für detaillierte Beschreibungen von Pranayama-Übungen siehe: Praxisbuch Pranayama: Atemübungen für Yogis, Apnoe-Taucher und schwangere Frauen, Jana A. Czipin, 2012. ISBN 978-3-8482-0228-7

[75] Aus diesem Grund können bewusstlose Menschen mehrere Minuten unter Wasser überleben.

[76] Die offiziellen Weltrekorde in Statik Apnoe (Luftanhalten ohne Fortbewegung in einem Wasserbecken) liegen für Frauen bei neun Minuten und für Männer bei elf Minuten. Stand: 2018.

[77] Die große Kraft des Atmes - Die Atemschule des Pranayama; Andre van Lysbeth, 1975, p. 93.

[78] Sanskrit *prati* = gegen oder zurück und *haara* = fest halten.

[79] GEO Magazin März 2007

[80] Sri Shankaracharya war einer der wichtigsten Heiligen Indiens, ein Yogameister und Verfechter der Advaita Vedanta, eine nichtdualistische östliche Philosophie.

[81] Mehr zur Definition von "Gott" und Ishvara siehe Kapitel 4.

[82] Die Pythagoreer waren der Ansicht, dass die Bewegungen der Himmelskörper Geräusche verursachen, und demnach erzeuge jeder Planet einen ihm eigenen Ton. Das akustisches Resultat der Planetenbewegungen erschafft folglich eine musikalische Harmonie.

[83] Georg Feuerstein: The philosophy of Classical Yoga, S. 12.

[84] Quelle: Apotheken Umschau; 05.08.2005, aktualisiert am 27.06.2010.

[85] Sanskrit *chakra* = Rad, Diskus, Kreis. Damit werden subtile Energiezentren bezeichnet, die zwischen dem materiellen Körper und dem subtilen Körper des Menschen liegen und durch subtile Energiekanäle verbunden sind. Meistens werden sieben solcher Energiezentren entlang der Wirbelsäule beschrieben, durch welche die Kundalini-Kraft aufsteigen kann.

[86] Sanskrit *dhyai* = meditieren oder nachdenken.

[87] Studienleiterin Elieen Luders: http://www.ucla.edu. 23.2.2011

[88] Achtsamkeitsbasierte Stressreduktion: http://de.wikipedia.org/wiki/Achtsamkeitsbasierte_Stressreduktion. 5.1.2014

[89] Georg Feuerstein: The philosophy of Classical Yoga, S. 60.

[90] Aaron Antonovsky: http://de.wikipedia.org/wiki/Salutogenese, 29.5.2011

[91] Sanskrit *sama* = zusammen, und *adhi* = an einen Ort, bringen. Normalerweise mit "Versenkung" oder "Sammlung" übersetzt.

[92] Das bewussten Samadhi wird auch als Savikalpa bezeichnet.

[93] Sanskrit *samskara* besteht aus *karam*, das "die Ursache von" bezeichnet, und *sam* drückt die Totalität von etwas aus. Derselbe Begriff bedeutet im Hinduismus ein Sakrament bzw. ein Ritual; damit sind vor allem Übergangsrituale gemeint, wie z.B. Zeugung, Geburt, Namensgebung, Ende des Studiums, Hochzeit und Leichenverbrennung.

[94] Siehe Kapitel 2, Abschnitt Kleshas.

[95] Nirbija Samadhi wird auch als Nirvikalpa oder Asamprajnata bezeichnet.

[96] Zitiert nach Swami Jnaneshvara: http://www.swamij.com. 15.4.2011

[97] In der Yoga-Literatur wird erwähnt, dass die Sutras, die sich mit Gott befassen, möglicherweise später in den Text eingefügt wurden und nicht original sind, da sie nicht zu der unreligiös Samkhya-Philosophie passen. Reinhard Palm: Der Yogaleitfaden des Patanjali, S.33.

[98] Sanskrit *isvara* wird normalerweise mit Gott oder Gottheit übersetzt. Das Wort kommt von der Wurzel *iş*, was "Macht haben" bedeutet. In den meisten Fällen werden die Begriffe *isa* und *isana*, von denen iş abgeleitet wird, als "Gott" oder "Machthaber" übersetzt. Zitiert aus: http://www.newworldlencyclopedia.org/entry/Isvara

[99] Aufgrund des Mangels an direkter Erfahrung wurde das Göttliche von den Religionen zu einem Gott (oder mehreren) personifiziert und mit verschiedenen Namen und Formen versehen.

[100] Siehe Kapitel 2, Abschnitt Kleshas.

[101] In der indischen Vorstellungswelt sind selbst Tod und Wiedergeburt durch diesen Zyklus bedingt.

[102] Siehe Fußnote 46.

[103] Original: "*Union presupposes a situation of bridgeable separation; yet isvara and purusah are absolutely and irreversibly co-essential, wherefore the question of a re-linking does not even arise. In this respect Classical Yoga differs markedly from the teaching of the Bhagavad Gita, where emancipation is conceived as a kind of living in the eternal presence of God in a medium of mutual transcendental love-participation (bhakti)."* aus: Georg Feuerstein: The philosophy of Classical Yoga, S. 56.

[104] Siehe Kapitel III, 5. Niyama Ishwra Pranidhana.

[105] Das Zitat wird Albert Einstein zugeschrieben.

[106] Mehr dazu in Kapitel III, Abschnitt Pranayama.

[107] Siehe Kapitel III, Abschnitt Dhyana.

[108] Siehe Kapitel III. Abschnitt Asanas, Übungsserien.

[109] Gemeint sind hier die Gunas, siehe Fußnote 32.

[110] Advayataraka Upanishad 14-18, verse 5: *The syllable **gu** means shadows, the syllable **ru**, is he who disperses them, because of the power to disperse darkness, the guru is thus named.* Übersetzung: Die Silbe *gu* bedeutet Schatten, die Silbe *ru* bezeichnet den, der die Schatten vertreibt; wegen der Macht Schatten zu vertreiben, wird der *guru* so genannt. Quelle: en.wikipedia.org/wiki/Guru, 9.9.2013.

[111] Zitiert nach http://yoga.about.com/od/yogaquotes/qt/Yoga-Is-99-Practice-1-Theory.htm

[112] Lutz, Antoine; Dunne, John D. & Davidson, Richard J. (2007). Meditation und die Neurowissenschaft des Bewusstseins. In P.D. Zelazo, Morris Moscovitch & Evan Thompson (Hrsg.), Cambridge Handbook of Consciousness. Cambridge. Quelle: http://www.mbcttrainingen.nl/Resources/Meditation%20and%20Neuroscience.pdf

[113] Quelle: http://www.buddhismus-schule.de/inhalte/buddhasleben.html. 26.2.2011